Shokhrukh Yusupov

FRACTURAS DO TERÇO MÉDIO DA FACE

Shokhrukh Yusupov

FRACTURAS DO TERÇO MÉDIO DA FACE

Diagnóstico e tratamento cirúrgico

ScienciaScripts

Imprint

Any brand names and product names mentioned in this book are subject to trademark, brand or patent protection and are trademarks or registered trademarks of their respective holders. The use of brand names, product names, common names, trade names, product descriptions etc. even without a particular marking in this work is in no way to be construed to mean that such names may be regarded as unrestricted in respect of trademark and brand protection legislation and could thus be used by anyone.

Cover image: www.ingimage.com

This book is a translation from the original published under ISBN 978-620-6-17768-5.

Publisher:
Sciencia Scripts
is a trademark of
Dodo Books Indian Ocean Ltd. and OmniScriptum S.R.L publishing group

120 High Road, East Finchley, London, N2 9ED, United Kingdom
Str. Armeneasca 28/1, office 1, Chisinau MD-2012, Republic of Moldova, Europe
Printed at: see last page
ISBN: 978-620-7-89425-3

Conteúdo

Fracturas do osso médio da face: diagnóstico e tratamento cirúrgico.

A monografia apresenta aspectos modernos de diagnóstico e planeamento do tratamento cirúrgico de traumas do complexo zigomático-orbital. São caracterizadas as lesões traumáticas do complexo zigomático-orbital. São avaliadas as manifestações clínicas e os princípios de diagnóstico das fracturas do complexo zigomático-orbital. É dada especial atenção aos métodos de tratamento cirúrgico do complexo zigomático-orbital e das lesões da parede inferior da órbita. Os autores desenvolveram um método de modelação individual por computador e de intervenção cirúrgica com base na seleção do implante individual modelado nas fracturas do complexo zigomático-orbital, sendo demonstrada a sua eficácia.

A monografia destina-se a ser utilizada na prática por médicos - cirurgiões maxilofaciais e oftalmologistas.

Revisores:
Chefe do Departamento de
Departamento de Cirurgia Maxilofacial, TSDI,
Doutor em Ciências Médicas, Professor   Shomurodov K.E.
Chefe do Departamento de
Medicina dentária e cirurgia maxilofacial, TMA,
Doutor em Ciências Médicas, Professor   Boymuradov Sh.A.

Os traumatismos da região maxilofacial continuam a ser, nas últimas décadas, um dos problemas cirúrgicos da atualidade. Segundo vários autores, a frequência das fracturas da zona média do crânio facial na estrutura das fracturas dos ossos da face é de 18 a 31% dos casos, predominando as fracturas do complexo zigomaticomaxilar (até 70%). As vítimas mais frequentes são homens em idade ativa, dos 20 aos 50 anos (até 73,9%), o que realça a importância social e económica do problema.

As relações anatomo-topográficas complexas dos ossos da zona média do crânio facial dificultam o diagnóstico de lesões traumáticas. A subestimação deste facto acarreta, regra geral, erros graves, que conduzem subsequentemente ao desenvolvimento de complicações purulentas-inflamatórias, ao aumento do tempo de tratamento, a deformações pós-traumáticas grosseiras e a perturbações funcionais, à necessidade de intervenções reconstrutivas e restauradoras em várias fases, que são frequentemente mais traumáticas do que o estado inicial da vítima e nem sempre conduzem a um resultado satisfatório.

A experiência acumulada ao longo das últimas décadas na aplicação de vários métodos de tratamento cirúrgico das lesões da zona média do crânio facial permite melhorar a qualidade dos cuidados prestados, no entanto, ainda não é possível individualizar ao máximo as abordagens terapêuticas nos doentes com esta patologia. Neste sentido, o desenvolvimento de algoritmos de diagnóstico e de novos métodos de tratamento reconstrutivo e restaurador das vítimas com fracturas da ZOC continua a ser extremamente relevante, o que esteve na base da elaboração desta monografia.

CAPÍTULO 1

MANIFESTAÇÕES CLÍNICAS E PRINCÍPIOS DE DIAGNÓSTICO DAS FRACTURAS DO COMPLEXO ZIGOMÁTICO-ORBITAL

Até à data, o problema das lesões traumáticas da zona média da face continua a ser extremamente urgente. De acordo com a literatura científica, o número de lesões traumáticas continua a aumentar e, em 2015, quase 5 milhões de pessoas sofreram lesões fatais [24, p. 181; 25, p. 99; 91, p. 54]. De acordo com as estatísticas, as fracturas do crânio e as lesões intracranianas representam 5,1% do número total de todas as lesões registadas de acordo com os indicadores de lesões e envenenamentos e outros acidentes na população adulta [3, p. 25; 10, p. 15]. Na estrutura do traumatismo total, 1,7% são lesões do olho e da órbita [4, p. 78; 66, p. 95; 113, p. 105]. Os doentes com lesões na zona média da face necessitam de tratamento hospitalar em 85% dos casos [77, p. 29; 78, p. 27].

Quando os pacientes são hospitalizados em hospitais especializados em maxilofacial, as lesões do crânio facial representam 30%-40%, o que é quase 21% do número total de pacientes traumatizados em instituições médicas [73, p. 51; 162, p. 222].

Nas últimas décadas tem-se verificado um salto qualitativo no nível de morbilidade dos órgãos da região maxilofacial, tanto de natureza traumática como inflamatória. Uma das direcções para o desenvolvimento de medidas para melhorar os cuidados médicos dos pacientes com patologia urgente foi o estudo dos indicadores de traumatismo [27, p. 159; 150, p. 1948]. É de salientar que, até à década de 70 do século XX, a patologia predominante eram as doenças purulentas-inflamatórias da face e do pescoço, tendo-se verificado depois um aumento gradual do número de doentes com lesões traumáticas. As fracturas do maxilar inferior e do maxilar superior têm liderado a estrutura das lesões traumáticas ao longo dos anos [12, p. 20; 30, p. 25; 140, p. 363].

Nos últimos anos, tem-se registado um aumento do número de doentes com lesões traumáticas da região maxilofacial, tanto no nosso país como noutros países da Rússia, Europa e EUA. Há uma tendência para aumentar o número de doentes com lesões da zona média do crânio facial, em particular, fracturas da parede do processo maxilar da órbita ocular, o que está associado ao crescimento contínuo dos traumatismos domésticos, de transporte e industriais [1, p. 4; 122, p. 126; 128, p. 1100]. O trauma da órbita envolvendo o órgão da visão e seus órgãos acessórios entre todas as lesões do esqueleto facial varia de 36 a 64% [16, p. 15; 22, p. 20; 103, p. 78]. Nos EUA, cerca de 3% de todas as visitas aos serviços de urgência estão relacionadas com lesões oculares [149, p. 434].

As lesões do olho e das estruturas orbitais representam aproximadamente 20,0%

de todas as patologias do órgão visual, que são a principal causa de cegueira e baixa visão em crianças e pessoas em idade ativa. Em 50,0% dos casos, as lesões do órgão visual levam à cegueira de um olho, em 20,0% - de ambos os olhos [15, p. 43; 67, p. 8; 80, p. 32; 107, p. 1647].

As feridas penetrantes ocupam o primeiro lugar na estrutura das lesões dos órgãos visuais em adultos, representando 67,0 a 84,0% [18, p. 9; 81, p. 35; 119, p. 148].

As lesões mais frequentes do crânio e da região maxilofacial resultam de acidentes de viação, traumatismos de rua e domésticos e lesões na zona de conflitos militares [26, p. 49; 29, p. 3; 51, p. 5; 107, p. 1647].

Assim, a frequência de traumatismo da região maxilofacial e, em particular, a frequência de lesões ZOC, tanto no Uzbequistão como no estrangeiro, não está a diminuir; pelo contrário, há um aumento no número de pacientes com esta patologia [10, p. 45; 37, p. 12; 103, p. 79]. Na estrutura do trauma maxilofacial, em termos de frequência de ocorrência, as fracturas ZOC ocupam o segundo lugar [45, p. 119; 49, p. 12; 116, p. 1138].

A face média é uma parte complexa da zona maxilofacial, tanto em termos anatómicos como funcionais. Esta zona contém importantes estruturas ósseas e de tecidos moles, incluindo o órgão da visão e os apêndices do olho, os seios perinasais, os vasos sanguíneos, os nervos e as glândulas salivares. A zona média da face também é normalmente dividida em secções central e lateral. As lesões das partes laterais da órbita ocorrem 63% mais frequentemente do que as lesões das partes centrais. Como consequência do polimorfismo das lesões das estruturas ósseas e dos tecidos moles da zona média da face, as vítimas deste grupo são, na maioria dos casos, classificadas como graves [69, p. 98; 75, p. 536; 117, p. 238].

Para além disso, os corpos estranhos na cabeça e pescoço podem ocorrer em qualquer tipo de trauma mecânico na face, especialmente em feridas penetrantes [32, p. 10].

No período de referência de 2014 a 2019, 685 pacientes com lesões no ossos do esqueleto facial foram admitidos na clínica multidisciplinar de TMA,

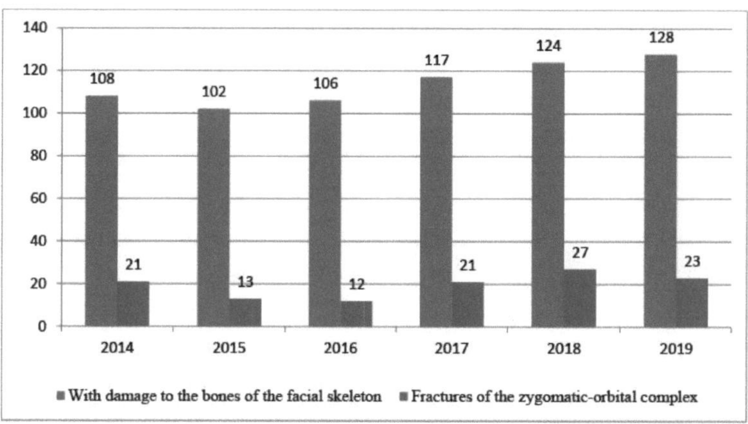

Figura 1. Frequência das fracturas ZOC

Na maioria dos casos, as manifestações clínicas são diversas e dependem da natureza e da gravidade dos danos nas estruturas ósseas e de tecidos moles do terço médio da face. O exame clínico dos pacientes nem sempre pode dar uma imagem completa da extensão dos danos ou de todas as possíveis complicações [14, p. 209; 48, p. 18; 136, p. 464].

De acordo com Karayan A.S. (2008) "...as lesões graves da zona média da face são a causa do desenvolvimento não só de perturbações funcionais associadas a alterações na localização do globo ocular, respiração nasal e perturbações da mordida, mas também de uma desfiguração significativa da face do doente, conduzindo, regra geral, a perturbações mentais graves e a uma desadaptação social" [36, p. 10]. [36, c. 10].

As fracturas da órbita representam 40% de todas as lesões traumáticas da zona maxilofacial. Em mais de metade dos casos, a parede inferior a partir da parte medial, o sulco e o canal suborbitários são danificados [104, p. 5; 126, p. 1664].

É estatisticamente conhecido que as fracturas orbitais estão presentes no trauma oftalmológico em 82% dos casos [105, p. 5; 120, p. 1966].

A fratura do pavimento da órbita é uma das lesões mais frequentes nos traumatismos da zona média do esqueleto facial e constitui, segundo vários autores, 612% [7, p. 23; 59, p. 9; 124, p. 124]. Até 70% das fracturas da parede orbitária são combinadas com vários tipos de traumatismos do globo ocular, do aparelho músculo-esquelético do olho, outras fracturas dos ossos do crânio, traumatismos craniocerebrais [62, p. 43; 146, p. 445].

Os traumatismos faciais graves estão frequentemente associados a deformações, alterações do volume da órbita, deslocação do seu conteúdo, mobilidade reduzida do olho e, consequentemente, perturbações funcionais de gravidade variável [46, p. 92; 60, p. 23; 154, p. 1952].

A semiótica clássica inclui: enoftalmo, hipoftalmo, limitação da mobilidade ocular no plano vertical, aparecimento de diplopia binocular vertical, diminuição da sensibilidade da pele facial na zona de inervação do nervo subocular, aprofundamento do sulco órbito-palpebral [35, p. 25; 42, p. 3; 138, p. 2043].

Nas lesões da órbita ocular inferior, o complexo muscular do reto oblíquo inferior está frequentemente envolvido. Mesmo uma limitação mecânica mínima da mobilidade ocular pode ser acompanhada de diplopia significativa [17, p. 11; 111, p. 963].

A presença de estruturas anatómicas significativas e a proximidade de órgãos vitais criam sérios problemas tanto no trauma agudo como no desenvolvimento de deformidade pós-traumática: alterações na configuração e no volume da órbita e eno e hipoftalmia associadas, levando a diplopia, distúrbios estéticos e funcionais e, em alguns casos, a incapacidade grave dos doentes [33, p. 13; 41, p. 78; 96, p. 10]. A variedade de métodos cirúrgicos existentes para o tratamento de defeitos e deformações da base orbital indica a complexidade de eliminar as consequências dc tal trauma [19, p. 50; 43, 21; 108, p. 720; 133, p. 418].

As lesões traumáticas do ZOC e das paredes orbitais são caracterizadas pelo deslocamento de fragmentos ósseos, formação de pequenas fraturas escorregadias da parede inferior da órbita, levando à deformação das formas orbitais, prolapso de todo o seu conteúdo, excluindo o globo ocular e o seio maxilar, o que leva ao impacto do músculo oblíquo inferior do olho e ao desenvolvimento de mobilidade restrita dos globos oculares. O resultado de lesões graves da zona média da face não é apenas distúrbios anátomo-funcionais, mas também uma desfiguração significativa dos pacientes [34, p. 18; 64, p. 30; 144, p. 1404].

Quando há impactos externos na órbita, ocorrem lesões mecânicas acompanhadas de danos nos tecidos moles e nas estruturas ósseas. Os traumatismos contusos da órbita provocam uma diminuição da visão binocular. A deformação do contorno inferior do esqueleto ósseo da órbita durante o traumatismo, bem como a extensão da fratura na direção ântero-posterior (profundidade da fratura) podem não ser notadas durante o exame inicial devido ao edema e hematoma pronunciados das pálpebras. Pequenas alterações na órbita óssea, nos músculos extra-oculares e na fibra orbital causam diplopia, diminuição da acuidade visual, defeito cosmético e problemas na adaptação social e profissional do paciente [5, p. 36; 53, p. 425; 130, p. 669].

O termo fraturas blow-out surgiu em 1957, quando Smith e Regan descreveram um caso de fratura da parede inferior da órbita ocular com interposição do músculo reto extraocular inferior e restrição dos movimentos do globo ocular [41, p. 79; 114, p. 470].

É geralmente aceite que as fracturas blow-out da parede inferior da órbita ocorrem devido ao impacto de um objeto rombo nas partes anteriores da órbita. Muitas vezes, o objeto traumatizante é um punho, um cotovelo, uma bola, etc. [111, p. 963; 126, p. 1664]. O impacto da força espalha-se do bordo da órbita e do globo ocular até ao fundo da órbita, causando danos na secção mais fina, mais frequentemente na zona medial perto do canal suborbital. O aumento da pressão no interior da órbita leva à fratura da estrutura óssea e ao prolapso dos tecidos moles para o lúmen do seio maxilar. É possível a interposição do músculo extraocular reto inferior ou oblíquo inferior na linha de fratura. Esta circunstância ou a presença de edema acima destas estruturas causa restrição dos movimentos do globo ocular, levando à diplopia. As fracturas blow-out isoladas na área da parede medial da órbita ocular são muito menos comuns. Ocorrem principalmente no contexto de traumatismos do complexo naso-órbito-etmoidal [21, p. 187; 50, p. 29; 110, p. 279].

Atualmente, o diagnóstico radial das lesões traumáticas da zona média da face evoluiu do exame radiológico para a tomografia computorizada multi-espiral de urgência, a tomografia computorizada de feixe cónico, a utilização de modelos especializados para a visualização, o planeamento e a conceção de implantes personalizados [2, p. 54; 13, p. 22; 52, p. 9; 145, p. 2185].

A lesão combinada de várias estruturas anatómicas, o traumatismo do globo ocular, o polimorfismo das manifestações clínicas, a necessidade de desenvolver tácticas óptimas de tratamento cirúrgico exigem a utilização de um complexo de métodos de diagnóstico radial [1, p. 4; 6, p. 15; 39, p. 85; 121, p. 1791].

Assim, o aumento do número total de traumatismos, os danos combinados das estruturas anatómicas ósseas e dos tecidos moles da zona média da face, os traumatismos do globo ocular e do seu aparelho músculo-esquelético exigem um diagnóstico atempado destas condições para o planeamento pré-operatório e o controlo pós-operatório [9, p. 38; 56, p. 46; 142, p. 8].

O estudo baseou-se nos dados de exame de 117 pacientes com lesões ZOC tratados no Departamento de Neurocirurgia da clínica multidisciplinar TMA (85 pacientes, grupo de comparação) e no Departamento de Cirurgia Plástica da clínica multidisciplinar TMA (32 pacientes, grupo principal) no período de 2014 a 2019.

Os critérios de inclusão dos doentes no estudo foram lesões traumáticas da zona média da face com diferentes durações de lesão.

Critérios de não inclusão: doentes que recusaram tratamento ou controlo diagnóstico no pós-operatório; doentes com traumatismos repetidos na zona média da face após tratamento cirúrgico.

Como mostra a Tabela 1, os pacientes com lesão traumática do complexo zigalo-orbitário incluídos no trabalho de tese foram distribuídos de acordo com a idade da seguinte forma.

Quadro 1

Distribuição dos doentes de acordo com a idade

Idade	Total	
	n	**%**
Menos de 20	15	12,8
21-30 anos.	45	38,5
31-40	28	23,9
41-50	17	14,5
Mais de 50 anos.	12	10,3
Total	117	100

A idade dos doentes variava entre os 12 e os 84 anos. A maioria predominante dos docntcs situava-sc nos grupos ctários dos 21 aos 40 anos. A análisc dos dados da tabela mostra que o estudo clínico foi dominado por pessoas de idade jovem (88 pacientes, 75,2%) e média (29 pacientes, 24,8%), o que indica o significado social do estudo. Entre todos os doentes (n=117; 100%), houve um predomínio do sexo masculino (n=100; 85,5%) sobre o feminino (n=17; 14,5%). Conforme apresentado na Tabela 2, a maioria dos pacientes foi ferida em consequência de acidentes de viação (n=71; 60,7%).

Quadro 2

Distribuição dos doentes em função do mecanismo de receção do traumatismo

A natureza da lesão	Total	
	Abs.	**%**
Acidente de viação	71	60,7
Trauma de rua	31	26,5
Trauma doméstico	15	12,8
Total	117	100

Quadro 3

Distribuição dos doentes em função da duração da lesão

Período do prejuízo	Total	
	Abs.	**%**
Período agudo	102	87,2
Fase de formação das deformações pós-traumáticas	7	6,0

Estágio das deformações pós-traumáticas formadas	8	6,8
Total	117	100,0

102 pacientes (87,2%) foram internados no período agudo (até 4 semanas), 7 pacientes (6,0%) foram internados no período de formação das deformidades pós-traumáticas (DPT) - até 3 meses após a lesão, e 8 pacientes (6,8%) foram encaminhados para exame na fase de formação das deformidades pós-traumáticas.

Todos os pacientes (n=117; 100%) admitidos para exame foram submetidos à coleta de queixas e anamnese, exame clínico por cirurgião bucomaxilofacial, neurologista e oftalmologista, além de exame com uso de métodos diagnósticos radiais.

Aquando do internamento, todos os doentes (n=117; 100%) foram submetidos a um exame de diagnóstico nas 24-48 horas seguintes à admissão.

Na fase pós-operatória, foram examinados 117 doentes (100%). O exame pós-operatório em todos os doentes (n=117;100%) foi efectuado no prazo de 10 dias após o tratamento cirúrgico no âmbito do controlo pós-operatório precoce e em 3-6 meses na fase de monitorização pós-operatória.

Todos os doentes (n=117; 100%) com suspeita de lesões traumáticas da zona média da face foram submetidos a uma recolha de queixas e história clínica com registo do mecanismo e duração da lesão, bem como a um exame clínico e laboratorial normalizado dos doentes de acordo com a classificação geralmente aceite da CID, incluindo análises sanguíneas gerais e bioquímicas, urinálise, análises sanguíneas para RW, VIH, HBsAg, ECG, fluorografia.

No âmbito do internamento, os doentes foram consultados por médicos cirurgiões maxilofaciais, oftalmologistas, otorrinolaringologistas, dentistas, neurologistas, terapeutas, anestesistas.

Exame clínico. Todos os doentes (n=117; 100%) com suspeita de lesões traumáticas da zona média da face foram examinados por um cirurgião oral e maxilofacial. Na fase clínica, os critérios de avaliação das lesões dos ossos e dos tecidos moles da zona média da face foram os seguintes alteração da configuração da face devido à presença de inchaço e edema dos tecidos moles nas áreas suborbitária, para-orbitária, zigomática e da bochecha; avaliação da condição da pele, alterações de cor, presença de deformidades cicatriciais; identificação de abrasões na pele, hematomas nas pálpebras superiores e inferiores; diminuição da sensibilidade e dormência das áreas suborbitária e da bochecha; sintoma positivo de "degrau" na zona da sutura zigomático-frontal, rebordo zigomático-alveolar, região subocular; estreitamento da fenda ocular, assimetria da linha pupilar, diplopia ao olhar para cima/baixo e esquerda/direita; hemorragias subconjuntivais do globo ocular; restrição dos movimentos do globo ocular ao olhar para cima/baixo e esquerda/direita; avaliação da cavidade oral, estado da mandíbula, presença de restrições à abertura da boca; avaliação dos gânglios linfáticos periféricos.

Em todos os doentes (n=117; 100%) com suspeita de lesões traumáticas do terço médio da face e da órbita, foi efectuado um exame oftalmológico por um oftalmologista. Os critérios de avaliação oftalmológica consistiram em: avaliação da configuração facial, orbital e da condição da pele; avaliação do movimento ocular; e avaliação da função visual.

Tomografia computorizada multiespiral (TCMS). Todos os pacientes (n=117; 100%) foram submetidos à TCMS em aparelho GE Light Speed 64 durante a internação. A tomografia do esqueleto facial foi efectuada com os seguintes parâmetros: espessura de corte - 0,6 mm, colimação de corte - 64*0,6, mAs/slice - 200, voltagem - 120 kV, incremento - 0,6, pitch - 0,5, resolução de reconstrução - alta, exposição à radiação - 0,4 - 0,8 mSv.

O doente foi colocado na plataforma da mesa de tomografia em posição supina. A cabeça do doente foi previamente libertada de todos os elementos metálicos amovíveis e colocada no apoio para a cabeça. Pediu-se ao doente que fixasse o olhar num ponto central. Foram utilizados marcadores laser para definir com exatidão a área de exame. Foi efectuado um topograma para marcar a área de estudo. A tomografia foi iniciada do topo do crânio até ao bordo inferior do corpo mandibular (ou da região frontal até ao processo alveolar da maxila).

Os dados de MSCT nos planos axial, sagital e coronal foram complementados com reconstrução multiespiral nos planos coronal e sagital com reconstrução 3D (Fig. 2).

- Medição dos parâmetros anatómicos das órbitas - largura, comprimento e profundidade;
- volumes orbitais (ml);
- estado de todas as paredes orbitais, incluindo o ápice da órbita e as fendas orbitais superior e inferior;
- integridade das paredes do canal suborbital;
- presença de enfisema intra-orbital.

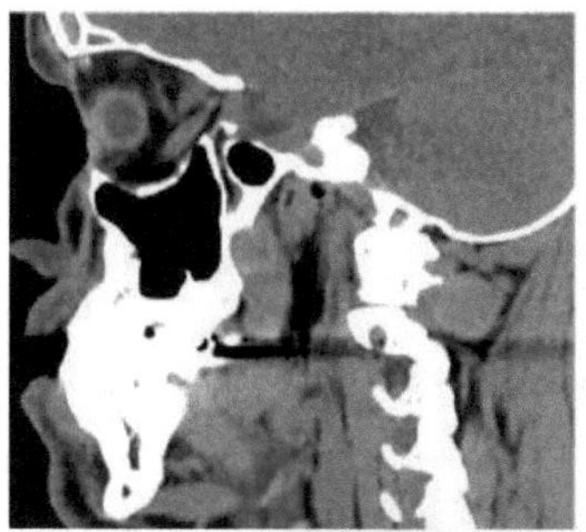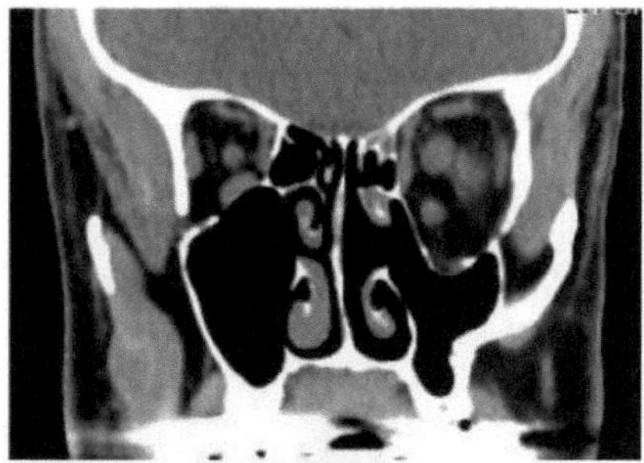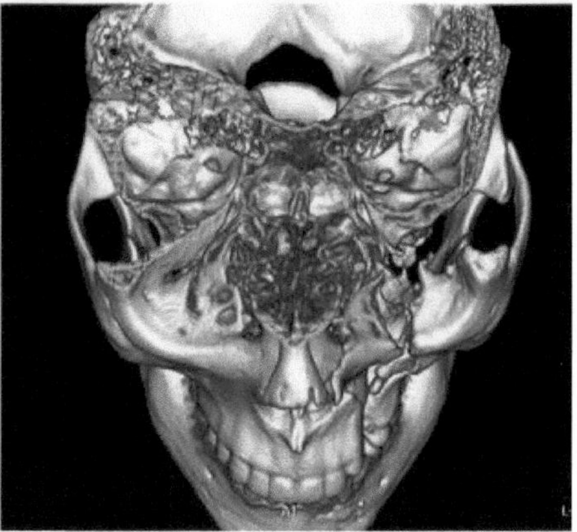

Figura 2. MSCT com reconstrução 3D do paciente antes da cirurgia

Na fase pós-operatória do estudo, 117 doentes (100%) foram submetidos a TCMS. O algoritmo e as características técnicas da TCMS permaneceram os mesmos que antes do tratamento cirúrgico.

Na fase de exame pós-operatório, analisámos os dados da TCMS de acordo com os critérios de avaliação das estruturas ósseas e dos tecidos moles desenvolvidos na fase pré-operatória, e também complementámos o algoritmo com os dados sobre a restauração dos limites ósseos e volumes das estruturas da zona facial média, avaliação do encerramento dos defeitos da parede orbital, análise da posição dos implantes e osteossíntese metálica, avaliação da posição e simetria dos globos oculares, medição da densidade dos tecidos moles da órbita no período pós-operatório e análise das complicações pós-operatórias.

Aos 3 meses após a cirurgia, o doente é igualmente submetido a um exame de acompanhamento: exame clínico, fotografia, exame MSCT, análise geral do sangue, consulta de oftalmologia.

Depois, ao 6º mês e ao fim de um ano (o doente é igualmente reexaminado: exame clínico, fotografia, exame MSCT, análise geral do sangue, consulta de oftalmologia.

Análise antropométrica. Foi realizada a análise antropométrica do defeito pós-traumático da parede orbitária e do seio maxilar. Para o estudo foram utilizadas tomografias computadorizadas multiespirais em cortes axiais, sagitais e coronais.

As medições das estruturas anatómicas foram realizadas no pacote de software licenciado RadiAnt para visualização de TC - formato DICOM. A medição do defeito da parede orbital foi efectuada em cortes axiais, sagitais e coronais (Fig. 3).

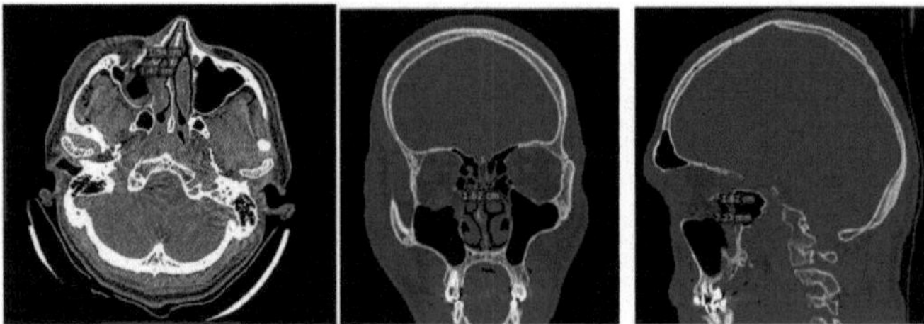

Figura 3. Análise do defeito da parede orbitária em cortes axiais, coronais e sagitais.

O seio maxilar foi medido quanto à altura - a maior dimensão vertical no corte sagital e quanto à largura - a maior largura no corte sagital (Fig. 4).

Exame fotométrico. Para além do exame direto do doente, utilizámos os estudos baseados nas fotografias digitais tiradas com uma câmara Canon EOS 90 D equipada com uma objetiva Canon 18-105 mm f73.5-5.6G.

\

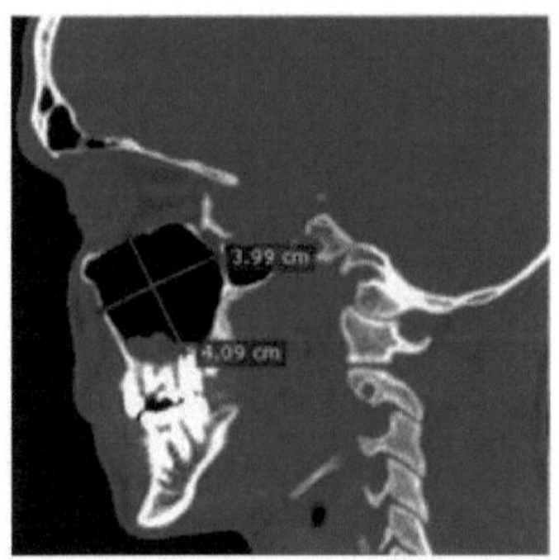
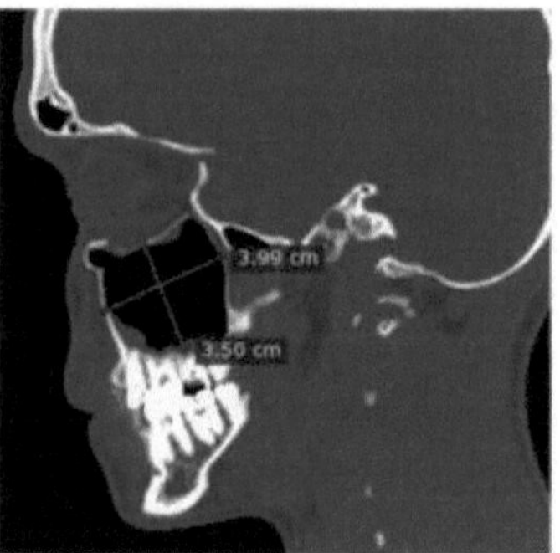

Figura 4. Análise da estrutura das paredes do lado sadio e do lado afetado do seio maxilar nas fraturas ZOC

Foram estudadas fotografias da projeção em posição facial completa e em posição dorsal elevada. Todos os doentes foram analisados fotometricamente antes e depois da cirurgia. A primeira série de fotografias do doente após a cirurgia foi efectuada no segundo dia e a segunda série de fotografias foi efectuada após 10 dias. Os resultados distantes da fotografia foram efectuados após 3-6 meses. As fotografias antes e depois do tratamento cirúrgico serviram de controlo do resultado obtido (Fig. 5).

O exame externo avaliou a simetria facial, o volume do edema pós-traumático, as alterações (hematomas na zona do traumatismo, hemorragias subconjuntivais) e as lesões (feridas e escoriações) da pele. A palpação dos tecidos moles avaliou o grau de dor, a zona de alteração ou perda de sensibilidade da pele, a tensão dos tecidos, a presença de enfisema subcutâneo, foi dada especial atenção à palpação da margem ocular inferior para detetar a presença do sintoma de "degrau", a sutura zigomática, o maxilar superior foi percutido para avaliar as alterações da aeração do seio maxilar ("pote rachado"), foi determinado o sintoma de "carga".

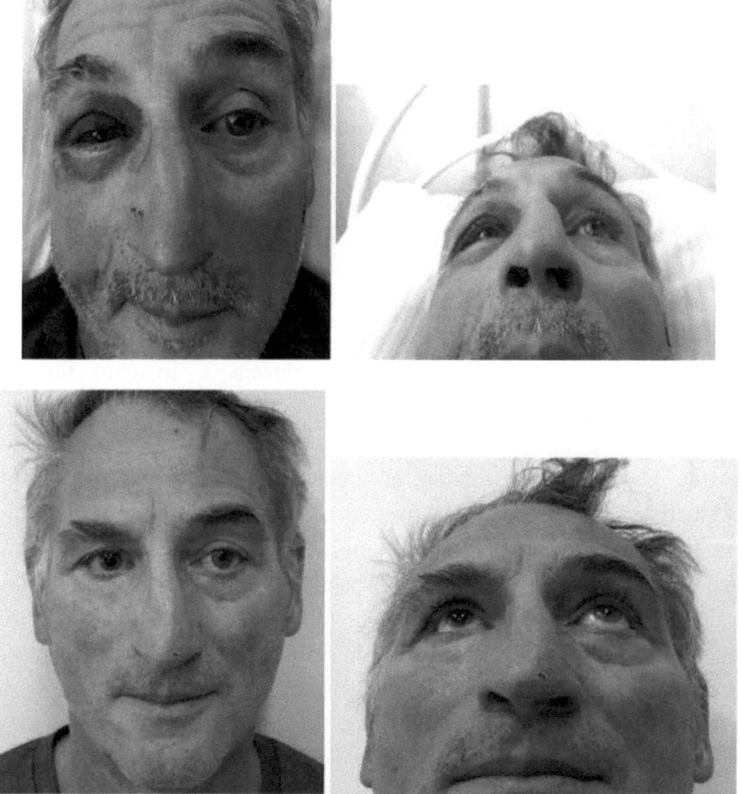

Figura 5. Estudo fotométrico do paciente antes e depois da cirurgia.

O exame da cavidade oral determinou se havia uma limitação na abertura da boca, avaliou a integridade da mucosa, a presença de hematomas submucosos na mesma. O exame à palpação determinou a presença ou ausência do sintoma de "degrau" na zona da crista zigaloalveolar. O exame das linhas dentárias foi efectuado para detetar os danos de cada dente, a perturbação da sua sensibilidade.

De acordo com os dados do exame clínico, verificou-se uma alteração na configuração da face devido à presença de inchaço e edema dos tecidos moles nas áreas subglabelar, paraorbital, zigomática e da bochecha em todos os doentes (n=117; 100%). O estreitamento da fenda ocular e a dormência da pele da região suborbital foram determinados na maioria dos doentes (n=113; 96,6%). O sintoma positivo de "degrau" na zona da sutura zigomático-frontal, da crista zigaloalveolar e da região subocular foi registado em 105 casos (89,7%).

O desequilíbrio da linha pupilar, a diplopia ao olhar para cima/baixo e para a esquerda/direita, bem como as hemorragias subconjuntivais do globo ocular foram detectados em 94 doentes (80,3%).

Em 115 casos (98,3%), as lesões da zona média da face eram unilaterais e múltiplas, ou seja, foi determinado o traumatismo de vários ossos e estruturas da zona média da face do lado direito/esquerdo. Em 2 (1,7%) doentes foram registadas lcsõcs bilaterais da zona média da face e de ambas as órbitas.

Ao analisar 117 radiografias, obtivemos informações gerais sobre a condição, interposição e presença de violações da integridade das estruturas ósseas do crânio facial na área da sutura zigomática, crista zigaloalveolar, processo alveolar da maxila, a condição dos seios maxilares e visualizámos o complexo zigomático e os ossos zigomáticos.

No entanto, estes tipos de estudos reproduzem a imagem num plano bidimensional, não afectam suficientemente o estado das paredes oculares, fornecendo apenas informação indireta sobre o seu estado: violação da integridade da margem mandibular, escurecimento do seio maxilar, em alguns casos visualização desfocada das estruturas oculares.

Para uma avaliação objetiva do volume, número e localização mútua dos fragmentos ósseos das paredes oculares, os métodos de diagnóstico radial acima referidos não são informativos.

Atualmente, estes tipos de exames radiológicos são os mais acessíveis, mas no que diz respeito a lesões do complexo zigomandibular com danos nas paredes da órbita ocular, desempenham uma função de "rastreio".

O diagnóstico insuficiente de lesões da parede ocular em fracturas do complexo zigomandibular pode causar o desenvolvimento de deformidades pós-traumáticas, a deslocação dos tecidos moles da órbita e do globo ocular e perturbações da visão binocular.

A MSCT permitiu revelar a lesão das estruturas ósseas do SOC em todos os 117 doentes (100%).

As alterações na simetria, posição e forma da órbita traumatizada foram determinadas visualmente de acordo com os dados da TC em 39 doentes (33,3%). Em 2 doentes (1,7%) foi determinada a violação da simetria, posição e forma de ambas as órbitas devido a traumatismo bilateral da zona facial média.

90,6% dos doentes apresentavam perturbações sensoriais na zona suborbitária e na zona da rampa nasal do lado da lesão. 42,7% apresentavam diplopia, 4,3% apresentavam restrição do movimento do globo ocular e 1,7% apresentavam dificuldade de abertura da boca. A face foi examinada de frente, de perfil e com a cabeça inclinada para trás, o que permitiu determinar alterações na topografia das estruturas ósseas e de tecidos moles em diferentes planos.

No trauma recente, o inchaço da região zigomática e a hemorragia subconjuntival no lado afetado foram os mais frequentemente observados. Na segunda semana após o traumatismo, prevaleceu a deformidade sob a forma de depressão e achatamento da zona malar.

O exame palpatório foi utilizado principalmente para determinar o degrau ósseo ao longo do bordo inferior e exterior da órbita ocular, na área do arco zigomático, e durante o exame intra-oral para avaliar a condição do rebordo zigaloalveolar. A presença de diástase ao longo da sutura zigomática também foi verificada.

Foi dada atenção às alterações do volume da órbita ocular, ao estado e à motilidade dos globos oculares, à sua posição entre si e na cavidade orbital.

As fracturas da parede inferior da órbita foram encontradas na maioria dos doentes (n=96; 82,1%). Foram encontradas fracturas da parede lateral da órbita em 65 casos (55,6%), da parede medial em 45 doentes (38,5%) e da parede superior em 23 doentes (19,7%).

Foram observadas fracturas isoladas de uma parede orbital em 37 doentes (31,6%), duas paredes orbitais - em 30 casos (25,6%), três paredes orbitais - em 24 casos (20,5%) e foram determinadas fracturas de todas as paredes orbitais em 5 doentes (4,3%) (Fig. 6).

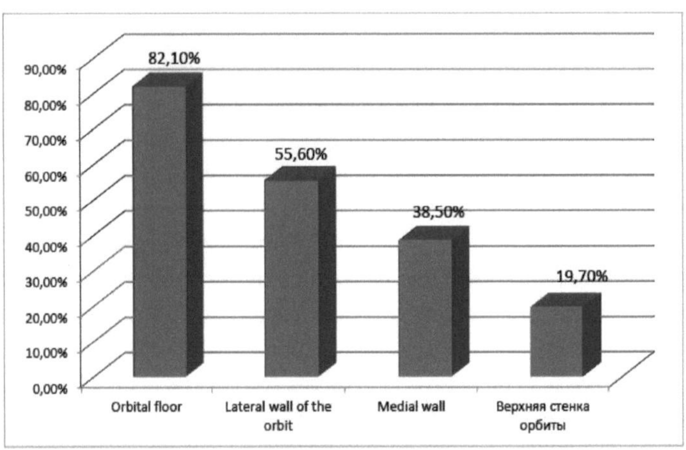

Fig. 6. Frequência das lesões da parede orbital de acordo com os dados da MSCT (n=117; 100%)

Fraturas totais da parede inferior da órbita foram encontradas em 22 pacientes (18,8%). Nos restantes casos (n=95, 81,2%), a localização das fracturas na região da parede inferior da órbita distribuiu-se da seguinte forma (Fig. 7). Foram observados sinais de enfisema intra-orbitário em 47 doentes (40,2%).

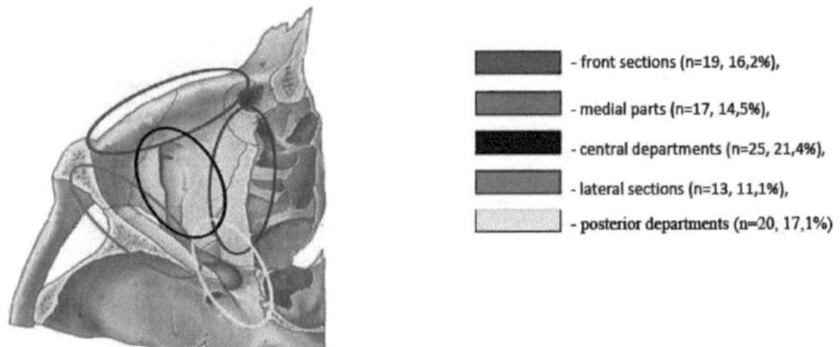

Figura 7. Modelo computacional virtual da localização da fratura da parede orbitária inferior de acordo com os dados da TCMS (n=117; 100%)

A Tabela 4 mostra a distribuição dos doentes em função das lesões traumáticas ósseas dos ossos da zona média da face e dos seios perinasais.

A maioria dos pacientes apresentava lesões traumáticas ósseas da maxila, incluindo lesões do seio maxilar, do processo alveolar e dos dentes. O menor número de pacientes apresentava lesões no osso lacrimal (n=26; 22%).

O número de observações é superior a 100% porque as lesões foram combinadas.

A Tabela 5 mostra a distribuição dos doentes em função das lesões traumáticas das estruturas dos tecidos moles da zona média da face.

Em 68,4% dos pacientes (n=80) houve prolabação do conteúdo orbitário para o seio maxilar, com diferentes graus de gravidade.

Quadro 4

Distribuição dos doentes em função das lesões traumáticas ósseas

Alterações ósseas e traumáticas	Total	
	Abs.	**%**
Maxilar superior, incluindo seio maxilar, processo alveolar, dentes	125	106,8
Osso zigomático	91	77,8
Arco zigomático	72	61,5
Células do osso crivoso	69	59,0
Osso cuneiforme, incluindo o seio cuneiforme	59	50,4
Osso frontal, incluindo o seio frontal	45	38,5
Osso nasal	37	31,6
Septo nasal, conchas nasais, escólex nasal	38	32,5
Osso palatino	29	24,8
Osso lacrimal	26	22,2

Desse contingente de pacientes, 27,4% (32 pacientes) apresentaram deslocamento de tecido mole para o interior do seio maxilar, sendo que em 41,0% dos casos foi observado apenas deslocamento de tecido adiposo para o interior do seio maxilar. O enoftalmo ocorreu em 12,8% dos pacientes (15 pacientes, Fig. 8). Foram observados danos por pequenos fragmentos ósseos (n=4, 3,4%) e prolapso muscular para o interior do seio maxilar (n=14, 12,0%).

Quadro 5

Distribuição dos doentes em função das lesões traumáticas dos tecidos moles da zona média do rosto

Alterações traumáticas nas estruturas dos tecidos moles da zona média da face	Total	
	Abs.	%
Prolapso do conteúdo orbital	80	68,4
Inchaço dos tecidos moles do rosto	102	87,2
Lesões dos músculos oculomotores	36	30,8
Enfisema dos tecidos moles do rosto	102	87,2
Enoftalmo, hipoftalmo	15	12,8

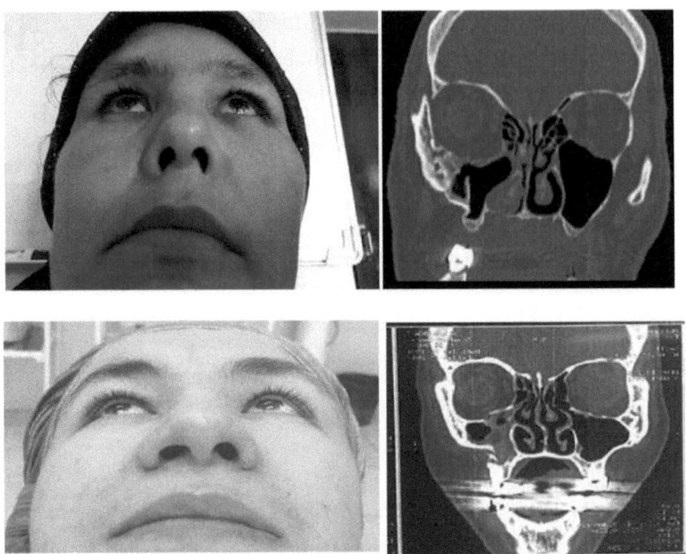

Figura 8. Enoftalmo do globo ocular direito (o paciente foi submetido a um reposicionamento fechado do osso zigomático há um ano)

Em 102 casos (87,2%), o traumatismo do complexo zigulo-orbital foi acompanhado de enfisema dos tecidos moles com o aparecimento de vacúolos de ar na cavidade orbital e nos tecidos moles faciais, edema dos tecidos moles faciais (n=102; 87,2%) (Fig. 9).

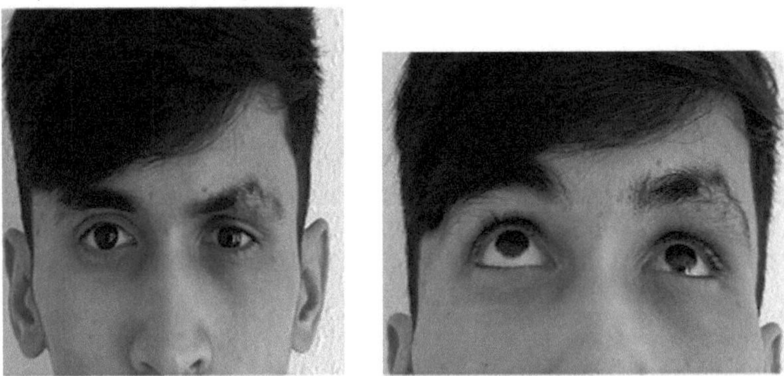

Figura 9. Lesão do músculo reto inferior do globo ocular esquerdo

A lesão dos músculos oculomotores (Fig. 10) foi encontrada em 36 doentes
(30,8%).

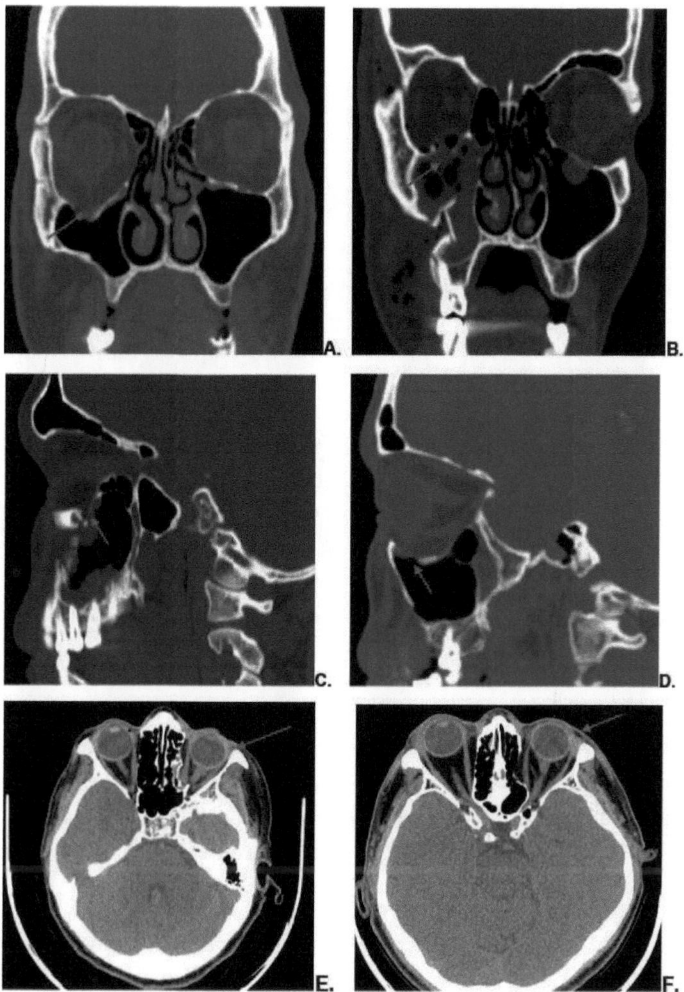

**Figura 10: MSCT. Modo de janela óssea (A, B, C, D). Reconstruções
coronal (A, B), sagital (C, D) e axial (D, E):
A, B - prolapso de tecido adiposo da órbita direita para o seio maxilar
(seta); C, D - prolapso de tecido adiposo e estruturas de tecidos moles da
órbita esquerda para o seio maxilar (seta); D, E - deformidade da órbita
esquerda, deslocamento e deformação do globo ocular esquerdo, enoftalmo
e hipoftalmo do lado esquerdo.**

O exame permitiu: esclarecer a localização e a natureza da lesão, avaliar o
estado dos músculos oculomotores, a posição do globo ocular, detetar o prolapso

das fibras orbitais e esclarecer o tamanho do defeito da parede orbital, que é especialmente
importante para a escolha de um implante orbital e para o planeamento da intervenção cirúrgica (Fig. 11)

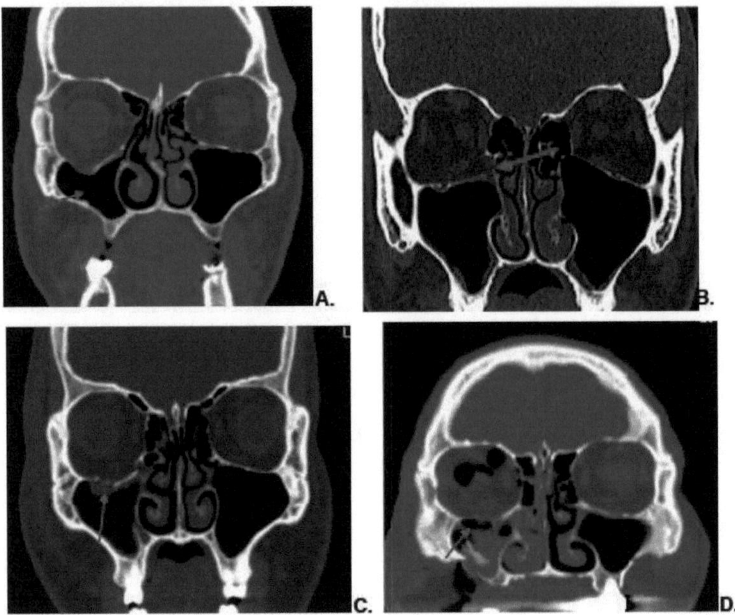

Fig. 11. - TCMS, planos coronais: A - fratura da parte central da parede inferior da órbita direita (seta), B - fratura da parte medial da parede inferior da órbita direita (seta), C - fratura da parede inferior da órbita direita na zona das paredes do canal suborbitário (seta), D - fratura total da parede inferior da órbita direita (seta).

Um modelo 3D computadorizado da órbita com um modelo intraoperatório estereolitográfico impresso numa impressora 3D foi feito em todos os pacientes no período pré-operatório (Fig. 12).
Nas fracturas do complexo zigalo-orbital, as linhas de fratura passam através da crista zigalo-alveolar - frequentemente na base, na área do processo alveolar da maxila; através do bordo inferior da órbita - na área da sutura zigomandibular ou medialmente; na área do arco zigomático - ao longo da sutura zigolabial ou perto dela; na área do bordo lateral da órbita - ao longo da sutura zigoloba.

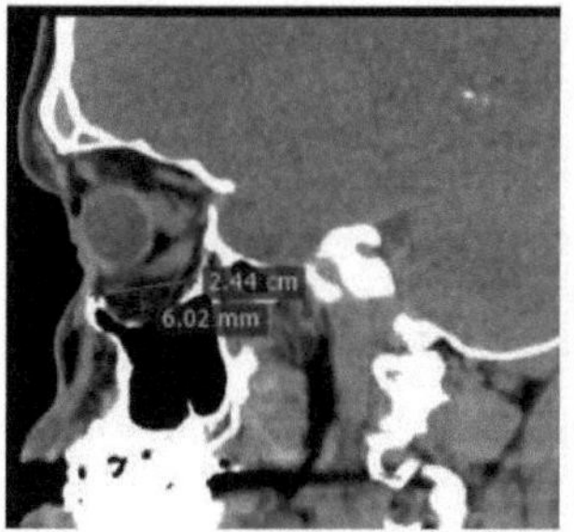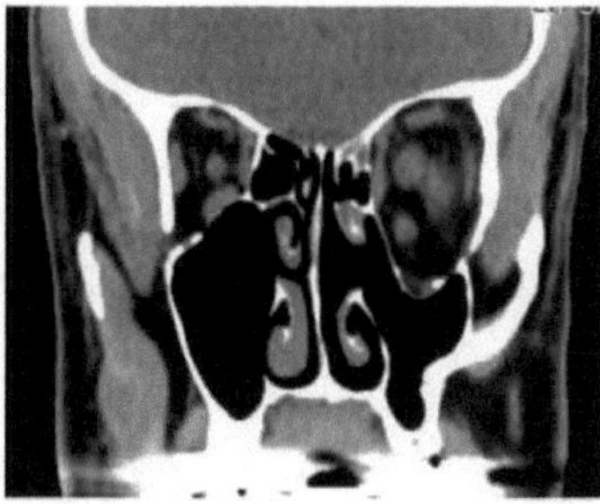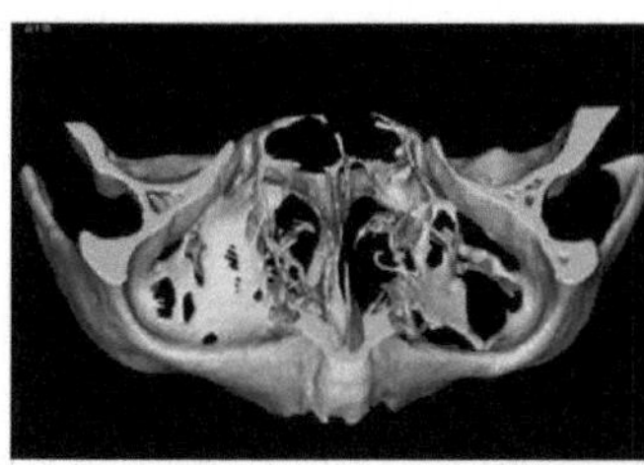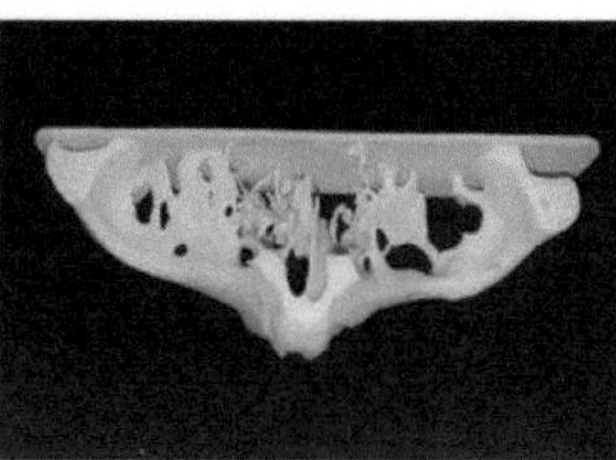

Figura 12: MSCT, modelo tridimensional e modelo estereolitográfico do doente antes da cirurgia

Deslocamento de fragmentos ósseos, moderado na zona das suturas zigomática e zigomaticolabial, moderado ou pronunciado na zona do bordo inferior da órbita e da crista zigomático-alveolar, moderado na zona do arco zigomático - ao longo da sutura zigomaticolabial. Há danos pronunciados nas paredes anterior e posterior-externa do seio maxilar. O descolamento ósseo do ZOC não forma pequenos fragmentos.

Para além disso, distinguimos 3 grupos de doentes com lesões traumáticas: Grupo 1 - 23 doentes (19,7%) com lesões isoladas da parede inferior da órbita; - Grupo 2 - 66 doentes (56,4%) com lesões do complexo zigomático-orbital e Grupo 3 - 28 doentes (23,9%) com lesões múltiplas dos ossos da zona média da face.

Para determinar o estado dos ossos do complexo zigalo-orbitário em função do período de lesão, os doentes de cada grupo foram adicionalmente divididos pelo tempo de admissão desde o momento da lesão em período agudo, fases de formação e deformidades pós-traumáticas formadas (DPT) (Tabela 6).

A maioria dos doentes no período agudo a partir do momento da lesão foram admitidos com lesões isoladas da parede inferior da órbita (n=18; 78,3%) e lesões orbitais zigomáticas (n=60; 90,9%), na fase de PTD formada - 7 doentes (6,0%). A maioria dos doentes na fase de PTD formada tinha múltiplas lesões combinadas das estruturas faciais médias (n=24; 20,5%).

Para objetivar o diagnóstico, estudámos os índices antropométricos da estrutura da parede do seio maxilar no que diz respeito à largura e comprimento, e analisámos os defeitos da parede orbital (comprimento, largura, profundidade). Os dados obtidos são apresentados no diagrama 13.

Quadro 6

Distribuição dos doentes em função do tipo de lesão e da duração da lesão na fase pré-operatória

Período de entrada	Tipo de dano					
	Lesão isolada da parede inferior da órbita (grupo I)		Complexo óculo-orbital (grupo II)		Lesões múltiplas das estruturas do terço médio da face (grupo III)	
	Abs.	%	Abs.	%	Abs.	%
Período agudo	18	78,3	60	90,9	24	85,7
Fase dos PTDs emergentes	3	13,0	2	3,0	2	7,1
Fase dos PTDs formados	2	8,7	4	6,1	2	7,1
Total:	23	100	66	100	28	100

Como pode ser visto no diagrama, a largura do seio maxilar no lado afetado em todos os casos atingiu os valores do lado saudável (3,49 ± 0,07 e 3,61 ± 0,06 cm) e não teve diferenças significativas. Já o comprimento do seio maxilar diferiu significativamente dos valores do lado saudável (2,87 ± 0,08 vs. 3,57 ± 0,07 cm).

A análise dos defeitos da parede orbital mostrou que a largura do defeito era em média 1,58 ± 0,06 cm, o comprimento do defeito - 1,93 ± 0,06 cm, e a profundidade da prolabração - 5,47 ± 0,34 mm.

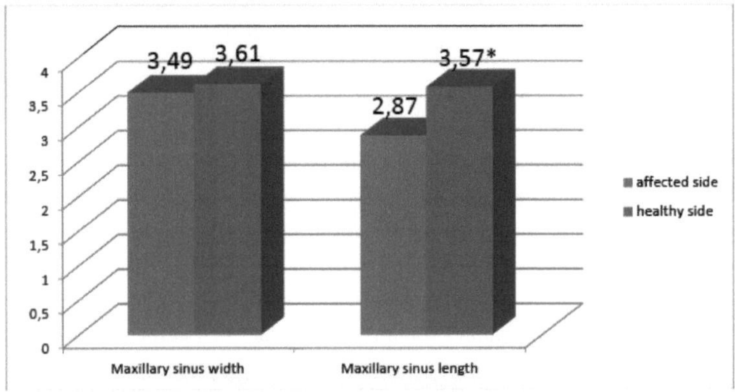

Fig. 13. Índices antropométricos da estrutura da parede do seio maxilar em

pacientes
do grupo principal (n=32)

Assim, o exame realizado permitiu: esclarecer a localização e a natureza da lesão, avaliar o estado dos músculos oculomotores, a posição do globo ocular, detetar o prolapso das fibras orbitais e esclarecer o tamanho do defeito da parede orbital, o que é especialmente importante para a seleção do implante orbital e o planeamento da intervenção cirúrgica. As tácticas de gestão dos doentes incluíam 2 direcções principais: tratamento cirúrgico com seleção de implantes de acordo com o volume calculado e a área do defeito, próteses da parede inferior com implantes de acordo com o tamanho do defeito com a adição de elementos de osteossíntese metálica (MOS) na área das estruturas da zona facial média.

CAPÍTULO 2

AVALIAÇÃO DA EFICÁCIA DO TRATAMENTO CIRÚRGICO DAS LESÕES DO COMPLEXO ZIGOMÁTICO-ORBITAL

Apesar dos sucessos alcançados na prevenção e tratamento de lesões do complexo zigomático-orbital, os traumas contundentes da órbita com danos nas suas paredes continuam a ser um problema urgente da cirurgia maxilofacial moderna [20, p. 27; 70, p. 98; 127, p. 835]. A criação de tomografias computorizadas e o desenvolvimento de métodos para a visualização de vários órgãos e sistemas humanos expandiram as ideias dos clínicos sobre a anatomia topográfica da sua vida [11, p. 11; 58, p. 9].

A introdução do diagnóstico por computador na prática clínica melhorou significativamente o diagnóstico, tornou possível realizar estudos sobre o estado grave das vítimas no período agudo do traumatismo, determinar a localização e a prevalência da destruição do tecido ósseo, revelar a relação topográfica da fratura orbital com os seios nasais e a cavidade craniana [23, p. 116; 98, p. 146; 125, p. 1].

A introdução de novas técnicas de diagnóstico altamente informativas permite diagnosticar atempadamente e com exatidão as lesões orbitais, reduzir significativamente o tempo de exame e a exposição à radiação e realizar plenamente a reconstrução orbitária [31, p. 120; 47, p. 9; 123, p. 9].

A radiografia, inclusive em traçados especiais, revela deformações do esqueleto facial, fracturas, permanência de fragmentos, processos destrutivos nos ossos, bem como corpos estranhos localizados nas órbitas oculares e seios paranasais (em 80,0% dos casos) [79, p. 25; 92, p. 293; 106, p. 250].

No entanto, muitas vezes é difícil efetuar este estudo na íntegra devido ao estado grave das vítimas. Além disso, as informações de diagnóstico sobre o estado dos tecidos moles da região maxilofacial, das estruturas cartilagíneas e do tecido conjuntivo são extremamente escassas durante o exame radiológico [82, p. 33, 102, p. 234, 160, p. 1].

A introdução da tomografia computorizada na prática generalizada revolucionou o diagnóstico de lesões do esqueleto craniano e facial [9, p. 39; 29, p. 82].

A tomografia computorizada, como método de estudo camada a camada da estrutura interna de um objeto, baseia-se na medição e no processamento informático da diferença de atenuação da radiação de raios X por tecidos de diferentes densidades [50, p. 30; 72, p. 305; 112, p. 742]. O princípio do seu funcionamento consiste na rotação contínua do tubo de raios X e no movimento de translação do objeto de estudo. Os tomógrafos modernos permitem digitalizar a área de estudo até 16 cm de largura numa rotação do tubo [90, p. 25; 99, p. 42; 134, p. 49].

A tomografia computorizada é o método de eleição para o exame de doentes com traumatismo do esqueleto facial. A TCMS da órbita no modo padrão em projeção axial com subsequentes reconstruções multiplanares e tridimensionais permite avaliar as estruturas ósseas e de tecidos moles da órbita [23, p. 117; 54, p. 89; 74, p. 31; 139, p. 85].

A TCMS visualiza simultaneamente as alterações ósseas e traumáticas e o estado do globo ocular, do nervo ótico e do seu aparelho músculo-esquelético, dos seios perinasais. A TCMS é o método mais informativo e promissor de diagnóstico de lesões oculares e estruturas orbitais, para determinar a localização exacta e a profundidade de corpos estranhos, o estado dos músculos oculomotores [3, p. 48; 23, p. 118; 52, p. 11; 71, p. 158; 131, p. 1469; 152, p. 331].

O protocolo de estudo mais adequado é a obtenção de cortes axiais finos de TC com a sua conversão em reconstruções multi-espirais [51, p. 6; 72, p. 306; 141, p. 2060]. O software dos tomógrafos computorizados permite a construção de reconstruções 3D com base nos cortes axiais e frontais obtidos, o que torna possível avaliar mais claramente a natureza e o volume do trauma no espaço tridimensional. No período pós-operatório, o exame de TC ajuda a avaliar a eficácia da reconstrução cirúrgica [38, p. 48; 63, p. 22; 85, p. 268; 148, p. 240; 162, p. 222].

A ressonância magnética (RM) é altamente informativa em lesões traumáticas da cavidade ocular, ajuda a detetar a presença de hematomas retrobulbares, subperiosteais e enfisema, permite avaliar alterações na espessura ou danos no nervo ótico (hematomas da bainha do nervo ótico) e nos músculos oculomotores [2, p. 57; 55, p. 38; 132, p. 113; 156, p. 1100].

As principais vantagens da RM são: menor carga de radiação em comparação com a TC e a angiografia por raios X e baixa invasividade do método, o que permite realizar estudos de RM e RM-angiográficos repetidamente durante a observação dinâmica dos doentes, independentemente do tempo decorrido desde o momento da lesão, bem como detetar patologia traumática do conteúdo da cavidade ocular e do cérebro [11, p. 13; 54, p. 92; 135, p. 127]. A utilização da RMN ajuda a avaliar o estado do nervo ótico no período pós-traumático precoce, o que, por sua vez, contribui para o sucesso da restauração da visão na neuropatia ótica traumática indireta. No caso de fracturas das paredes superior e medial da órbita ocular, a angiografia por MP permite diagnosticar articulações carótido-cavernosas, aneurismas e estenoses [83, p. 8; 86, p. 49; 99, p. 52].

Até à data, os estudos de TC e RMN são os principais métodos de diagnóstico de lesões pós-traumáticas dos ossos do crânio facial, em particular da cavidade ocular [100, p. 22].

No diagnóstico e tratamento das fracturas da ZOC, em particular das paredes orbitárias, subsistem vários problemas relacionados com a avaliação objetiva do estado funcional do sistema nervoso central, do órgão visual, da cavidade nasal e dos seios perinasais [87, p. 12; 97, p. 38]. Na década de 80 do século passado, para a reconstrução da parede inferior da órbita, começaram a ser utilizados sistemas de placas de aço inoxidável, titânio e tântalo. Para além disso, muitos cirurgiões começaram a utilizar materiais poliméricos (Teflon, silicone, polietileno) para este fim. Todos os materiais acima mencionados têm as suas vantagens e desvantagens [94, p. 55; 101 p. 3; 109, p. 93].

De acordo com muitos autores, o tratamento cirúrgico de lesões da zona média da face deve ser efectuado nas primeiras 2 semanas após a lesão, de modo a obter resultados óptimos das intervenções reconstrutivas [8, p. 79; 10, p. 155; 35, p. 104; 153, p. 571]. Além disso, iniciam-se os processos de absorção de fragmentos ósseos e formação de calo ósseo, formação de alterações fibróticas e cicatriciais, fusão inadequada de fragmentos ósseos, o que leva a dificuldades no reposicionamento de estruturas anatómicas. O tratamento que é fornecido aos doentes após 2 semanas a partir do momento da lesão é considerado tardio e baseia-se nos princípios do tratamento do desenvolvimento de deformidades pós-traumáticas [36, p. 54; 48, p. 14; 53, p. 427; 138, p. 2048].

Apesar de o momento do tratamento cirúrgico ainda ser variável, absolutamente todos os autores concordam que o tratamento de pacientes com lesões da zona média da face deve ser multidisciplinar, com a participação de cirurgiões maxilofaciais, oftalmologistas, cirurgiões plásticos, otorrinolaringologistas e outros especialistas [3, p. 96; 48, p. 31; 81, p. 39; 136, p. 468; 147, p. 994].

Nos últimos anos, a aplicação de novas tecnologias em cirurgia maxilofacial e o conhecimento exaustivo da complexa anatomia das estruturas internas da órbita têm contribuído para a evolução das tácticas de tratamento dos doentes com traumatismo orbitário [65, p. 58; 87, p. 17; 157, p. 442]. A enoftalmia, como complicação frequente do traumatismo orbitário, pode não surgir de imediato, sendo muitas vezes diagnosticada tardiamente e tratada de forma inadequada. O tratamento de doentes com enoftalmia é difícil e pode ser imprevisível devido às consequências associadas a reacções tecidulares descontroladas dentro da órbita após traumatismo das paredes orbitais ósseas ou fracturas não diagnosticadas da parede orbitária [4, p. 79; 57, p. 94; 151, p. 713].

Vários materiais são utilizados para restaurar as paredes orbitais: autoenxertos, aloenxertos, xenoenxertos, materiais reabsorvíveis, placas metálicas, substituto ósseo aloplástico [3. p. 21; 61, p. 35; 88, p. 4; 93, p. 45; 103, p. 79; 151, p. 714].

Vários elementos de osteossíntese metálica (miniplacas e microplacas de titânio, estruturas de niquelureto de titânio com efeito de memória de forma) são utilizados na reconstrução de estruturas ósseas da zona média da face, que se baseia na fixação estável de fragmentos ósseos com exclusão da sua mobilidade e traumatização do regenerado [18, p. 11; 49, p. 14; 155, p. 1391]. No entanto, existem complicações (cerca de 12% dos casos) com este tipo de reconstrução, sendo que quase metade delas estão associadas ao desenvolvimento de alterações inflamatórias, e em alguns casos as placas podem causar dor e desconforto nos pacientes [39, p. 166; 53, p. 428; 128, p. 1102].

Com uma vasta gama de variantes modernas de reconstrução da zona média da face, materiais plásticos e acessos cirúrgicos, não existe um protocolo unificado para a gestão de doentes com lesões da zona média da face, as questões sobre a escolha das indicações para a cirurgia, o momento da intervenção cirúrgica e a técnica da cirurgia permanecem discutíveis [5, p. 38; 8, p. 81; 30, p. 26; 56, p. 47; 159, p. 361].

Os traumas cranio-orbitofaciais requerem uma abordagem separada para o tratamento, que prevê o tratamento cirúrgico nas primeiras 12-72 horas após a lesão e, no estado grave do paciente, é desejável realizar a intervenção cirúrgica nas primeiras 2 semanas. O atraso no tratamento cirúrgico leva à formação de graves deformidades estéticas e funcionais pós-traumáticas [47, p. 10; 67, p. 9; 92, p. 294; 98, p. 147; 121, p. 1792; 158, p. 1194].

O tratamento de defeitos pós-traumáticos e deformidades do terço médio da face é um problema distinto e complexo. O planeamento pré-operatório desempenha aqui um papel crucial, juntamente com a escolha do acesso cirúrgico e da técnica cirúrgica ideais. Muitos autores observam que a cirurgia deve ser realizada, se possível, simultaneamente com a restauração não só dos contrafortes ósseos, mas também com a eliminação dos defeitos dos tecidos moles [36, p. 27; 39, p. 120; 162, p. 222].

Se o tratamento cirúrgico for efectuado incorretamente, as complicações das deformidades orbitais pós-traumáticas incluem diplopia, enoftalmia, perturbação dos movimentos oculares, perturbação da sensibilidade e da inervação e perturbação das funções visuais devido ao aumento do volume da órbita [46, p. 93; 117, p. 239; 133, p. 419].

Apesar da existência de recomendações correctas para o tratamento dos feridos, no nosso país a proporção de doentes com defeitos e deformidades pós-traumáticas continua a aumentar, muito provavelmente devido à falta de um protocolo unificado para o tratamento e reabilitação destes doentes [9, p. 40; 10, p. 14; 103, p. 80].

Apesar da disponibilidade de muitas abordagens e técnicas de tratamento cirúrgico, não devemos esquecer as possibilidades de tratamento conservador para lesões da zona facial média [35, p. 88; 82, p. 44; 140, p. 364]. Em alguns casos, ajuda efetivamente em condições hemorrágicas, na prevenção de cicatrizes nos tecidos moles e na preparação do doente para a cirurgia. O tratamento conservador inclui, na maioria das vezes, terapia de apoio e estimulante, tratamento fisioterapêutico com enzimas proteolíticas, utilização de correção prismática e outros, e visa a reabilitação bem sucedida e eficaz de doentes com lesões da zona média da face [55, p. 38; 96, p. 6].

Os critérios para um tratamento cirúrgico bem sucedido são a escolha correcta dos termos da cirurgia, o acesso cirúrgico e as tácticas de cirurgia com a escolha correcta dos vários materiais para a reconstrução [20, p. 28; 60, p. 24; 122, p. 127].

Como implantes e enxertos das paredes orbitais são utilizados os seguintes materiais: osso autólogo da parede anterior do seio maxilar, costela, osso parietal, ramo mandibular, implantes de titânio sem revestimento e com revestimento de polietileno de alta densidade, politetrafluoroetileno, silicone [57, p. 95; 62, p. 44; 73, p. 52; 126, p. 1665; 160, p. 4].

De acordo com estudos de longo prazo de cientistas estrangeiros, as ligas à base de níquel-titânio pertencem aos representantes mais proeminentes da classe de ligas que produzem o efeito de memória de forma. Está estabelecido que os materiais médicos superplásticos à base de níquel-titânio ultrapassam todos os materiais metálicos existentes de acordo com os critérios de compatibilidade bioquímica e biomecânica [7, p. 24; 19, p. 51; 40, p. 68]. A utilização de implantes de níquel-titânio permitiu aumentar a eficácia do tratamento cirúrgico de pacientes com fracturas da parede inferior da órbita ocular e deformidades pós-traumáticas da zona média da face. Devido a propriedades como a elevada inércia bioquímica e biomecânica, a possibilidade de modelação intra-operatória do implante, não é necessária a sua fixação adicional, o que contribui para a redução do tempo de intervenção operatória e do período de reabilitação [21, p. 188; 60, p. 24; 95, p. 6; 101, p. 9; 143, p. 56].

Na cirurgia maxilofacial moderna, um dos problemas mais difíceis é o tratamento de pacientes com defeitos e deformidades combinados da zona média da face. Na técnica padrão de eliminação das consequências do trauma, a osteotomia de fragmentos ósseos ao longo das linhas de fratura, o seu reposicionamento para a posição correcta e a fixação são normalmente realizados [15, p. 4; 33, p. 4; 159, p. 363].

A anestesia de condução é uma das variedades de anestesia regional, quando a solução anestésica local é administrada diretamente no tronco nervoso ou no plexo de nervos proximais ao local da cirurgia. A escala de aplicação da anestesia de condução está a aumentar acentuadamente na estrutura dos métodos de apoio anestésico das intervenções cirúrgicas. O facto de os anestesiologistas dominarem com sucesso a anestesia de condução contribui para a sua introdução generalizada na prática. Ela requer certas habilidades e bom conhecimento da topografia das vias nervosas [44, p. 57; 146, p. 446].

Vários implantes são frequentemente utilizados em cirurgias plásticas para deformidades da parede óssea e defeitos dos tecidos moles da órbita [65, p. 59; 141, p. 2061]. O desenvolvimento da cirurgia maxilofacial requer a utilização de novos implantes biológicos e artificiais adequados à natureza das operações, com a melhoria dos parâmetros físicos e químicos e da biocompatibilidade. Os materiais modernos para implantação na órbita devem substituir eficazmente defeitos significativos causados por traumas, intervenções cirúrgicas e radioterapia [29, p. 4; 43, p. 22; 66, p. 96; 107, p. 1648].

As variantes das fracturas orbitárias variam muito em termos de forma e localização. Uma vez que a órbita óssea é uma formação de forma piramidal irregular com desvios individuais significativos, é muito difícil obter quaisquer pontos de referência para reconstruir as paredes orbitais [79, p. 11; 104, p. 6; 114, p. 472].

Um dos problemas urgentes da neurotraumatologia moderna é o diagnóstico e o tratamento do traumatismo craniofacial e das suas consequências. As vítimas de traumatismos craniocerebrais apresentam lesões em várias partes das órbitas e do seu conteúdo, nas zonas superior e inferior da face. Os traços característicos são a violação da delimitação das cavidades cranianas, órbita, seios paranasais, deslocação do globo ocular, perturbações visuais e oculomotoras que determinam défice funcional e cosmético [6, p. 930; 22, p. 22; 24, p. 182; 70, p. 99; 108, p. 721].

As regiões nasolabiais e dos seios paranasais são as principais responsáveis pelos traumatismos faciais. Os rinocirurgiões práticos são frequentemente confrontados com dificuldades na escolha de tácticas de tratamento cirúrgico quando os pacientes têm traumas no esqueleto facial. Os traumas faciais com fracturas isoladas dos ossos zigomáticos são bastante raros e pertencem ao número de lesões que são qualificadas de forma diferente [34, p. 19; 37, p. 7; 91, p. 55].

A maioria das complicações das fracturas do osso zigomático ocorre tardiamente no período pós-traumático. Neste sentido, é necessário repetir um exame presencial das vítimas pelo menos um mês após a lesão [42, p. 4; 59, p. 10; 139, p. 86].

Analisando os resultados do tratamento cirúrgico, verificou-se que a sua eficácia era influenciada pelo diagnóstico e tratamento atempados e precisos em termos precoces (até 12 dias), pela determinação correcta dos indicadores para cirurgia, pela escolha do método de cirurgia e pela prestação fiável de tratamento pós-operatório [25, p. 100; 54, p. 92; 161, p. 86].

Princípios e tácticas do tratamento cirúrgico de doentes com fracturas da parede orbital De acordo com vários autores, a presença de diplopia clinicamente significativa que prejudica a capacidade de trabalho do doente, enoftalmia superior a 2 mm, hipoftalmia, mobilidade prejudicada do globo ocular, fracturas das paredes orbitais com deslocamento dos fragmentos, confirmadas radiologicamente, sinais de impacto do tecido paraorbital e dos músculos extra-oculares na linha de fratura são indicações para tratamento cirúrgico [12, p. 21; 27, p. 160; 61, p. 36; 119, p. 149; 145, p. 2186]. 21; 27, p. 160; 61, p. 36; 119, p. 149; 145, p. 2186].

O principal objetivo da cirurgia de defeitos pós-traumáticos e deformidades da cavidade ocular na presença de enoftalmia, hipoftalmia e diplopia é restaurar a integridade anatómica das estruturas ósseas da cavidade ocular e normalizar a posição do globo ocular no lado do trauma [47, p. 11; 69, p. 99; 131, p. 1470].

W. Hwang e D. Lee apresentaram os resultados do tratamento de pacientes com fracturas do osso NWL, dos quais 69 tinham diplopia. Dos 69 doentes, 42 foram operados no prazo de 2 semanas após a lesão e 27 foram operados no período pós-traumático tardio. De acordo com os resultados deste estudo, no primeiro grupo de doentes a diplopia foi completamente eliminada em 82% dos casos, no segundo grupo a diplopia foi eliminada em 44% dos casos. Os autores do estudo chegaram à conclusão de que o tratamento precoce das lesões oculares pós-traumáticas é necessário, uma vez que aumenta o resultado funcional [126, p. 1666].

A realização de cirurgias reconstrutivas precocemente após o traumatismo para reposicionar o globo ocular leva à correção da posição do nervo ótico e à normalização da sua circulação sanguínea e funções, o que contribui para a preservação da acuidade visual e para a expansão dos campos visuais [17, p. 12].

Se o estado do doente for grave e não permitir a assistência cirúrgica nas primeiras duas semanas após a lesão, é difícil contar com resultados funcionais e estéticos satisfatórios [31, p. 121].

As alterações cicatriciais na fibra paraorbital e nos músculos extra-oculares que ocorrem no período pós-traumático remoto limitam a possibilidade da sua libertação completa da linha de fratura, o que afecta negativamente o resultado funcional final sob a forma de uma mobilidade preservada do globo ocular [41, p. 79; 155, p. 1392].

O tratamento cirúrgico após a formação de deformidades pós-traumáticas persistentes da órbita ocular é geralmente acompanhado de osteotomia, o que leva a uma inevitável perda óssea e atrofia do componente de tecido mole [67, p.

10; 135, p. 126].

S.A. Eolchiyan et al., no seu trabalho dedicado à cirurgia reconstrutiva de lesões cranioorbitais, apresentaram a experiência de tratamento de doentes operados de 1998 a 2010. Os autores aderiram ao princípio da reconstrução numa só fase das lesões traumáticas da ZOC, tanto no período de traumatismo agudo, na ausência de condições de risco de vida, como no período de PTD formado. Os autores concluíram que as deformidades cranioorbitais não eliminadas no período agudo são difíceis de corrigir durante intervenções secundárias no período remoto devido ao início da lise dos bordos da fratura, à sua fusão inadequada e ao desenvolvimento de cicatrizes e alterações atróficas nos tecidos moles [30, p. 31].

H. Kim et al. analisaram o tratamento cirúrgico de 105 pacientes com lesões traumáticas do complexo zigomaticomaxilar operados de 2002 a 2011. Em 95,2% dos casos, o tratamento cirúrgico foi efectuado no prazo de 2 semanas a partir do momento da lesão. Em 22 pacientes, foram realizadas cirurgias correctivas adicionais no prazo de um mês a partir do momento da lesão. No período pós-operatório distante, 49 doentes ficaram insatisfeitos com o resultado do tratamento. Os doentes ainda apresentavam deformidade do complexo ziguloglossal sob a forma de depressão das áreas suborbitais e da bochecha, 9 doentes tinham enoftalmia residual, 30 doentes ainda tinham parestesia na área suborbitária. Os autores do estudo dos resultados estéticos sugerem que a operação deve ser efectuada dentro de semanas (mas não mais de 4 semanas) a partir do momento da lesão [131, p. 1471].

Até à data, muitos autores referem a necessidade de tratamento cirúrgico precoce dos defeitos pós-traumáticos e das deformidades da ZOC. Esta tática permite encurtar o período de tratamento e obter resultados funcionais e cosméticos óptimos [81, p. 37; 84, p. 8; 157, p. 444].

Atualmente, a utilização de implantes orbitais é um passo necessário na formação do membro residual músculo-esquelético. Ao longo da história da implantação orbital, foi utilizado um número significativo de materiais biológicos e sintéticos. A utilização de implantes combinados complexos, constituídos por diferentes materiais, em caso de falha de enxerto, provoca uma reação inflamatória constante [76, p. 51; 78, p. 28; 94, p. 56; 111, p. 964; 144, p. 1405].

Um dos métodos perfeitos de diagnóstico e planeamento do tratamento é a reconstrução 3D, que determina com precisão a natureza e a localização do trauma [2, p. 56; 12, p. 23; 31, p. 123; 38, p. 49; 106, p. 253].

A construção de modelos gráficos tridimensionais baseou-se na obtenção de tomogramas computorizados de raios X em intervalos de tempo mínimos, que nos permitem criar segmentação de textura e reconstrução tridimensional de órgãos. Isto é importante em termos de diagnóstico devido à visualização do corpo humano em diferentes planos, com a possibilidade de examinar as superfícies internas tanto do contorno dos tecidos moles como das estruturas ósseas [89, p. 82; 100, p. 22; 158, p. 1196].

As tecnologias 3D são as tecnologias avançadas que preenchem a vida humana moderna. As tecnologias 3D baseiam-se na modelação 3D. Atualmente, é difícil imaginar o trabalho de um designer, desenhador ou cartoonista sem a utilização de modelos 3D construídos com a ajuda de um computador. A modelação 3D foi ainda mais difundida em ligação com a disseminação das impressoras 3D. Atualmente, os modelos 3D são utilizados em todos os ramos da ciência, tecnologia, medicina e em actividades comerciais e de gestão [14, p. 210; 68, p. 20; 89, p. 84; 137, p. 2; 143, p. 57; 153, p. 572].

O método de modelação tridimensional computorizada das paredes orbitais, tendo em conta os pontos de referência, as deformações e os defeitos, bem como os enxertos necessários, baseia-se na utilização de tomogramas computorizados como pano de fundo para a modelação dos nós de uma estrutura tridimensional. Este método de modelação de enxertos facilita a reconstrução da órbita deformada, aumenta a precisão do posicionamento e, em geral, a eficiência da operação [28, p. 83; 29, p. 8; 31, p. 123; 115, p. 31; 129, p. 1864].

O planeamento da intervenção cirúrgica reconstrutiva em doentes com defeitos e deformações do esqueleto facial utilizando a modelação por computador ajuda a reduzir o tempo da intervenção cirúrgica e aumenta a precisão do planeamento e da execução do tratamento cirúrgico [58, p. 11; 68, p. 25; 118, p. 2011; 137, p. 4; 158, p. 1196].

Com base neste método, são feitos modelos estereolitográficos individuais para os pacientes, que permitem realizar um implante que cobrirá completamente o defeito de acordo com a arquitetura da zona média da face e a presença do defeito.

Assim, as lesões traumáticas da zona média da face representam um dos problemas mais complicados da cirurgia maxilofacial. O número de pacientes com esta patologia mantém-se constantemente elevado, o que se deve ao aumento do número de traumatismos domésticos e de acidentes de viação.

Algoritmo de modelação de um implante personalizado para correção de defeitos ósseos
da zona média da face.

O doente é preparado para a cirurgia, os ficheiros MSCT em formato DICOM são abertos num programa especial Implant-Assistant (versão 4.2.1). Com base neste estudo tomográfico, é criado um modelo tridimensional virtual dos ossos faciais e da zona de defeito ósseo com um intervalo de reconstrução de 0,6 mm, com reconstrução multiespiral das imagens obtidas em projecções sagitais e coronais.

Os dados obtidos são traduzidos para o formato stl. e transferidos para o laboratório 3D para os engenheiros-tecnólogos especializados na modelação virtual para o fabrico do modelo de implante cirúrgico. De acordo com os dados recebidos, o engenheiro-tecnólogo especialista sintetiza sequencialmente, em primeiro lugar, os parâmetros volumétricos da parede orbital preservada e, em seguida, os parâmetros volumétricos da parede orbital com um defeito anatómico.

São efectuadas outras transformações simétricas (em espelho) por computador e, combinando (sobrepondo) estes parâmetros por estimativa de diferenças, são determinados os parâmetros matemáticos volumétricos do implante, cujas superfícies de contacto são adaptadas aos objectos anatómicos específicos do crânio de um indivíduo concreto: às superfícies perceptivas do processo frontal do maxilar superior, do processo zigomático do osso temporal e do processo zigomático do osso frontal.

O conjunto completo de informações dos parâmetros matemáticos volumétricos do implante individualizado é exportado para o dispositivo de prototipagem automática - impressora 3D Formlabs form 2 e é criado um modelo de implante cirúrgico (esquema 1).

No fim de contas, enviam-nos o modelo cirúrgico, a partir do qual fazemos um implante individual a partir de uma placa de titânio poroso, com base no modelo cirúrgico, e depois enviamo-lo para esterilização.

O exame realizado permitiu: esclarecer a localização e a natureza da lesão, avaliar o estado dos músculos oculomotores, a posição do globo ocular, detetar o prolapso das fibras orbitais e especificar o tamanho do defeito da parede orbital, o que é especialmente importante para a escolha da endoprótese orbital e o planeamento da intervenção cirúrgica.

Um modelo 3D computadorizado da órbita com um modelo intraoperatório estereolitográfico impresso numa impressora 3D foi feito em todos os pacientes no período pré-operatório (Fig. 14).

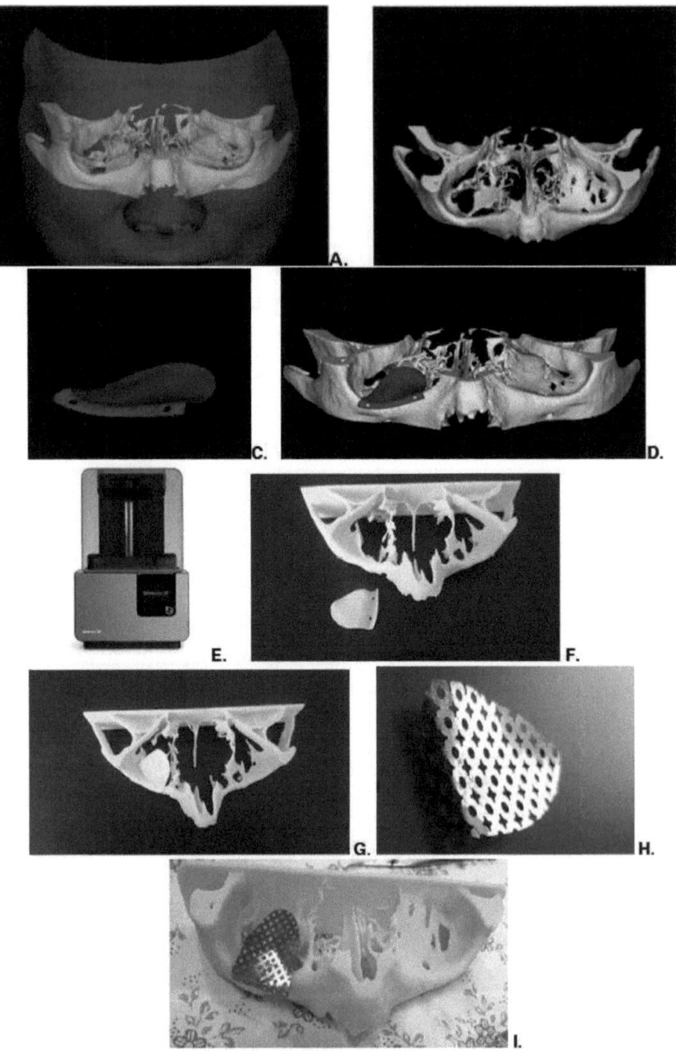

**Fig. 14. Método de reparação de defeitos ósseos da zona média da face:
A, B - modelo tridimensional de um doente com uma fratura da parede
inferior da órbita direita; C - implante individual modelado da parede
inferior da órbita; D - colocação virtual do implante na área do defeito; E -
impressora 3D; F, G - modelo estereolitográfico dos ossos NWL e do
implante; H, I - implante individual formado.**

Após a cirurgia, o paciente foi submetido a curativos diários, exame clínico do
paciente (posição dos globos oculares, sua mobilidade, alterações de

sensibilidade na zona de inervação do nervo orbital inferior, presença de diplopia e alterações na posição do globo ocular. Em seguida, foi efectuado um exame manual da região periocular, que incluiu a palpação da margem orbital inferior da órbita.

Depois de o doente ter sido submetido a um exame MSCT de controlo (também num scanner de tomografia computorizada multi-espiral GE Light Speed 64).

Esquema. 1. Algoritmo de modelação e fabrico do
implante individual
para eliminação de defeitos ósseos da zona média da face
Tomografia computorizada dos ossos da zona média da face em todas as
projecções.

Processamento das informações tomográficas do paciente e introdução dos dados
<u>≤ num computador pessoal..</u>,

Reconstrução multiespiral das imagens tomográficas obtidas nas projecções sagital
e coronárias.

Obtenção de um modelo volumétrico de tecido ósseo preservado através de
modelação virtual por
computador.

Criação de um modelo virtual do implante e do modelo cirúrgico do
tecido ósseo preservado e dos
pontos de fixação, utilizando um
programa
de computador especial
com gravação de dados em formato stl.
Exportação dos dados obtidos para o software da impressora 3D, no qual os
elementos de suporte do implante são modelados na plataforma de trabalho.

Impressão 3D de um modelo de polímero cirúrgico e implante utilizando uma
impressora 3D

Intervenção cirúrgica para eliminar o defeito ósseo da zona média da
face com a utilização de implantes modelados individualmente.

Reabilitação global do paciente

Foi efectuada uma varredura multiespiral nos planos axial, coronal e sagital com os seguintes parâmetros: espessura do corte - 0,6 mm, colimação do corte - 64*0,6, mAs/fatia - 200, voltagem - 120 kV, incremento - 0,6, pitch - 0,5, resolução de reconstrução - alta, exposição à radiação - 0,4 - 0,8 mSv.) para diagnosticar a correção da intervenção cirúrgica (especialmente para determinar a localização correcta do implante e a sua fixação). Em seguida, o doente é submetido a um exame laboratorial (análise geral do sangue), consulta de oftalmologia (se necessário, nalguns casos, consulta de neurologia).

Todos os doentes foram submetidos a intervenção cirúrgica sob anestesia geral e incluíram a fase de osteossíntese do bordo inferior da órbita e a endoprótese das paredes orbitais.

Princípios e etapas do tratamento cirúrgico das fracturas ZOC

Até à data, não existe uma sequência claramente desenvolvida de medidas diagnósticas e terapêuticas na reabilitação médica de pacientes com lesões ZOC [A.C. Karayan, 2008]. Na América Latina, os dados estatísticos têm características semelhantes às observadas na Rússia, nos países da Europa Ocidental e na América do Norte. Todos os investigadores sublinham o aumento do número de pacientes com este tipo de traumatismo. A maioria destaca os acidentes de viação, os traumatismos domésticos e desportivos como as principais causas de lesões ZOC. Também em todos os trabalhos publicados se regista a prevalência de homens entre as vítimas e, mais importante ainda, é dada atenção à idade ativa dos doentes, uma vez que a maioria se situa entre os 20 e os 40 anos [V.C. Roi Lopez, M.A. Rodriguez Perales, 2004; O.N. Garcia-Rocco Perez. Garcia-Rocco Perez, 2007; G. Ortiz, 2007; D. Antunes Freitas, 2009].

O tratamento cirúrgico foi realizado de acordo com 2 métodos operatórios, tendo em conta as fracturas isoladas da parede orbital e as fracturas ZOC.

Para as fracturas do complexo zigalo-orbitário, foram realizadas as seguintes fases de intervenção cirúrgica:

Sob anestesia geral intubatória, após tratamento do campo cirúrgico com betadine e álcool, foi realizada uma incisão de 3,0 cm, duas vezes na área da fratura do osso zigomático e na região subcostal.

Na primeira etapa do tratamento cirúrgico, foi realizado o reposicionamento do osso zigomático com um gancho de Limberg; na presença de uma fratura fundida do osso zigomático, foi utilizado um osteótomo para refratar o osso, colocar os fragmentos na posição correta e a osteossíntese foi realizada com uma miniplaca (Fig. 15). A ferida foi suturada camada a camada com fios sintéticos Vicryl 5-0 e Prolene 5-0.

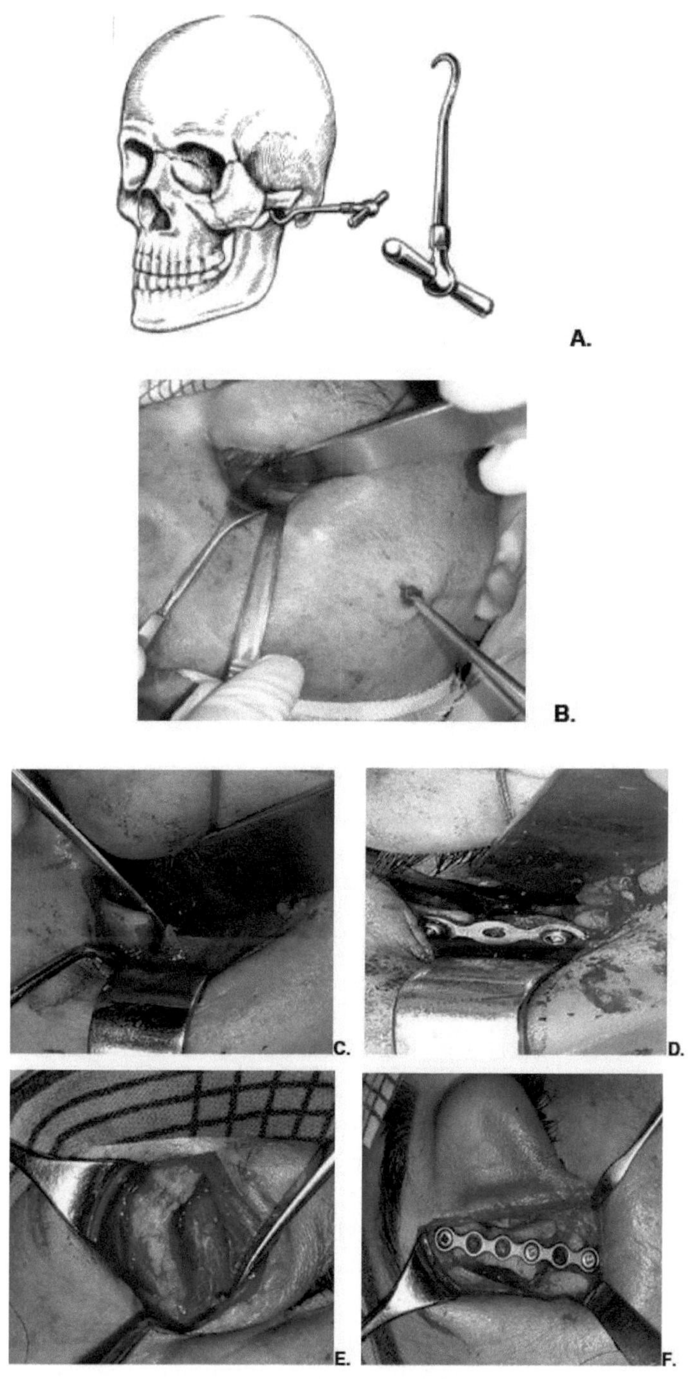

A.
B.
C.
D.
E.
F.

Fig. 15. Reposicionamento e osteossíntese do osso zigomático:
A, B - reposicionamento do osso zigomático com gancho de Limberg; C -
elevação do globo ocular para cima e visualização da zona de fratura e do
defeito; D - osteossíntese do bordo inferior da órbita ocular com
miniplacas; E - fratura cominutiva do osso zigomático; F - osteossíntese do
osso zigomático.

A segunda fase do tratamento cirúrgico é a reparação do defeito da parede
inferior da órbita com uma membrana de titânio modelada individualmente e
fixada com parafusos especiais na área do bordo inferior da órbita. (Fig. 16).

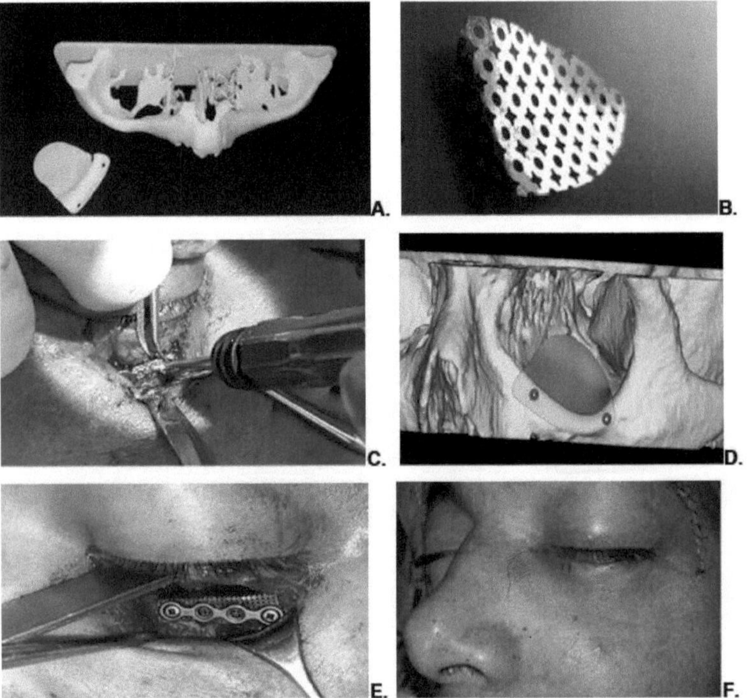

Figura 16. Eliminação do defeito da parede orbital inferior com um
implante modelado individualmente:
A - molde cirúrgico impresso em impressora 3D; B - implante individual
feito de membrana porosa de titânio; C - colocação do implante e sua
fixação com parafusos; D - colocação virtual do implante e dos parafusos; E
- implante colocado fixado com miniplaca; F - ferida suturada com suturas
intradérmicas.
Hemostasia. A ferida subcostal foi suturada camada por camada com Vicryl 5-0
e fios de polipropileno 5-0. O curativo assético foi aplicado na ferida.

As seguintes fases de intervenção cirúrgica foram realizadas em caso de fracturas isoladas das paredes orbitais:

Sob anestesia geral entubada, após tratamento do campo operatório com Betadine com álcool, foi feita uma incisão cutânea de 4,0 cm duas vezes na região subcrescente da pálpebra inferior (Fig. 17).

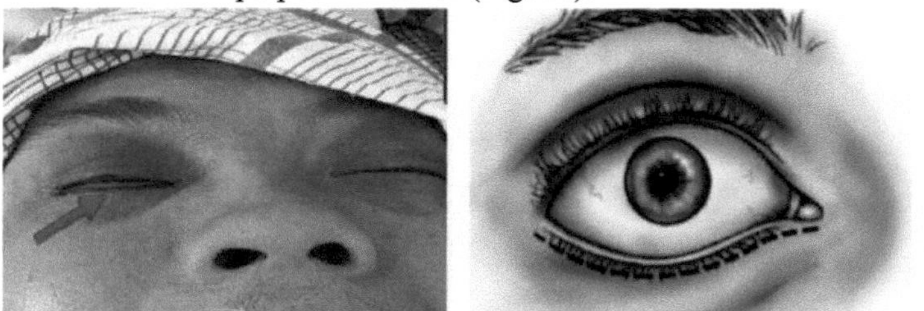

Fig. 17. Acesso cirúrgico subciliar para fracturas isoladas da parede orbital

A pele, o tecido adiposo subcutâneo, o músculo, a fáscia e o periósteo são removidos até ao osso, camada a camada, e o tecido adiposo periorbital, os músculos oculares e o globo ocular são cuidadosamente levantados. Depois disso, o defeito na parede inferior e o pavimento da órbita são totalmente visualizados (Fig. 18).

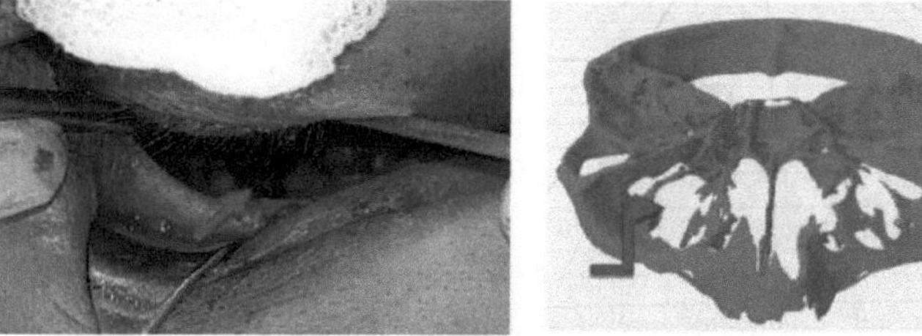

Figura 18: Defeito na parede inferior da órbita direita

O defeito é reparado com uma membrana de titânio modelada individualmente e fixada com parafusos especiais na área do bordo inferior da órbita ocular (Fig. 19).

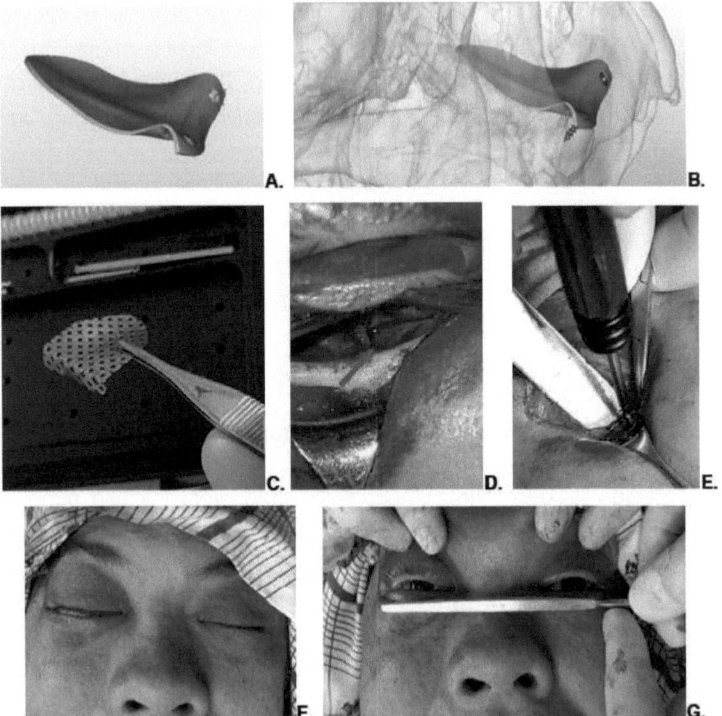

Fig. 19. Reparação do defeito da parede orbital inferior com um implante individual: A - implante modelado; B - planeamento virtual da colocação e fixação do implante; C - implante formado; D - fratura deprimida da parede inferior da órbita direita; E - colocação e fixação de um implante individual; F, G - condição pós-operatória.

Em seguida, a ferida subcrescente é suturada camada a camada com suturas sintéticas Vicryl 5-0. Aplica-se um penso assético na ferida.

Resultados imediatos e à distância do tratamento cirúrgico das fracturas ZOC.

Todos os doentes foram submetidos a intervenção cirúrgica sob anestesia geral e incluíram osteossíntese do bordo inferior da órbita e endoprótese das paredes orbitais.

Todos os doentes do grupo principal (32; 100%) tinham um modelo 3D computorizado da órbita com um modelo intra-operatório estereolitográfico impresso numa impressora 3D no período pré-operatório.

Os doentes do grupo de comparação (85; 100%) foram submetidos a intervenção cirúrgica sob anestesia geral e incluíram a fase de osteossíntese do bordo inferior da órbita com miniplacas (75%), endoprótese das paredes orbitárias (80%), bem como a utilização de endotese com balão (20%).

Os termos do tratamento cirúrgico dos doentes foram os seguintes: no 5º ao 14º dia - 102 (87,2%) doentes e em 1-2 meses após a lesão - 15 (12,8%).

O tratamento cirúrgico das lesões da ZOC e das lesões isoladas da parede inferior da órbita no grupo principal (32% 100) foi efectuado de acordo com a técnica por nós desenvolvida, com observância de uma série de particularidades, dependendo da gravidade e da localização das lesões, bem como dos termos da intervenção cirúrgica. A fase mais importante da operação foi a revisão cuidadosa das fracturas orbitárias, a libertação dos músculos oculomotores comprimidos, a eliminação do prolapso das fibras orbitárias e, também, a mais importante é a plastia do defeito ósseo da parede inferior da órbita, com base no modelo intra-operatório estereolitográfico, com a ajuda do qual são determinados o tamanho exato, a forma do implante e o local da sua fixação, sendo o próprio implante uma membrana de titânio poroso. No período pós-operatório, foi prescrita a todos os doentes uma terapia anti-inflamatória padrão e foi efectuada uma reabilitação em conjunto com um oftalmologista para restaurar a função ocular.

Observámos 117 doentes com fracturas da parede inferior da órbita no Departamento de Cirurgia Plástica e no Departamento de Neurocirurgia da Clínica Multidisciplinar da Academia Médica de Tashkent de 2014 a 2019. Como resultado do estudo, os pacientes foram subdivididos em 2 grupos: o grupo principal consistiu em 32 pacientes com o método modificado de tratamento e 85 pacientes com o método tradicional. De todos os pacientes examinados, 67% eram do sexo masculino e 33% do sexo feminino. A idade dos doentes variava entre os 18 e os 45 anos (Tabela 7).

Quadro 7

Distribuição dos doentes de acordo com a idade e o género.

	Grupo principal (n=32)		Grupo de comparação (n=85)	
	Abs.	%	Abs.	%
Idade	2	6,3	13	15,3
Menos de 20	20	62,5	41	48,2
21-35 anos.	10	31,3	32	37,6
36-45 anos.				
Sexo	27	84,4	72	84,7
Masculino	5	15,6	13	15,3
Feminino	2	6,3	13	15,3

Como se pode ver nos dados da tabela, ambos os grupos foram aleatorizados.

O tratamento cirúrgico das lesões da ZOC e das lesões isoladas da parede inferior da órbita em 32 doentes foi efectuado de acordo com a técnica por nós desenvolvida, com observância de um conjunto de particularidades em função da gravidade e localização das lesões, bem como dos termos da intervenção cirúrgica.

A fase mais importante da operação foi a revisão cuidadosa das fracturas orbitais, a libertação dos músculos oculomotores comprimidos, a eliminação do prolapso das fibras orbitais e o mais importante foi a plastia do defeito ósseo da parede orbitária inferior, com base no modelo intra-operatório estereolitográfico, com a ajuda do qual foram determinados o tamanho e a forma exactos do implante e o local da sua fixação, sendo o próprio implante uma membrana porosa de titânio.

Estudo de caso clínico #1.

Um paciente Masaidov Baymat, 1971, foi admitido com queixas de deslocamento do globo ocular esquerdo para trás e para baixo, visão dupla. Segundo a anamnese, há 2 meses sofreu um ferimento durante o trabalho (caiu das escadas).

No exame externo (Fig. 20) do doente, nota-se a deslocação do globo ocular esquerdo para trás e para trás. Descida da pálpebra superior do lado esquerdo em 0,7 cm e da pálpebra inferior em 0,3 cm. À palpação na zona dos bordos inferiores da órbita ocular, não se verifica qualquer sintoma de dor ou de degrau. Não há cicatrizes na face. Ao deslocar o globo ocular para cima e para o lado, é detectada diplopia.

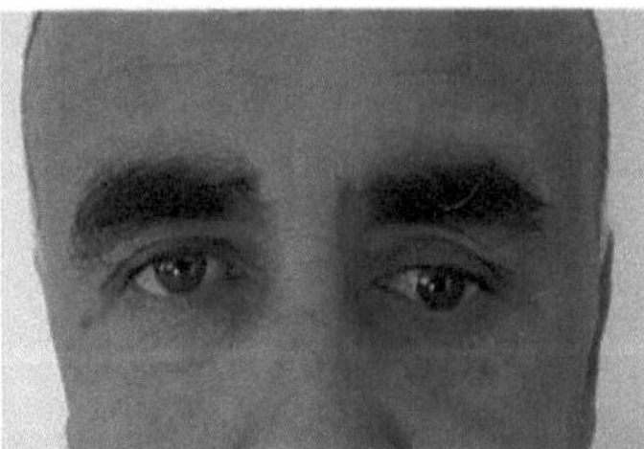
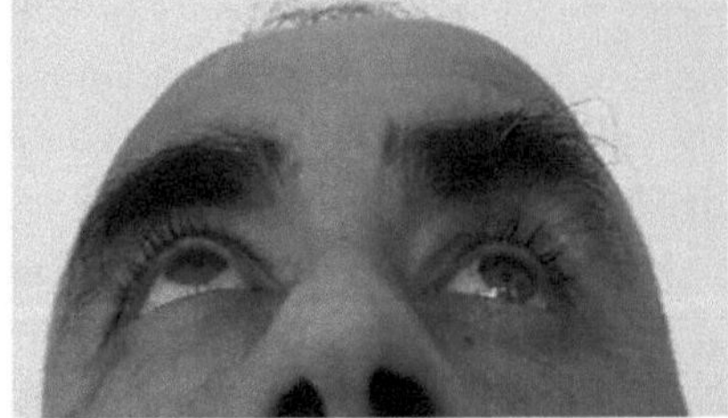

Fig. 20: Paciente com deformidade do complexo zigomaticomandibular no lado esquerdo

Ao analisar o tomograma computorizado multiespiral e os modelos virtuais tridimensionais (Fig. 21), há evidência de uma fratura deprimida de 6 mm da parede inferior da órbita esquerda.

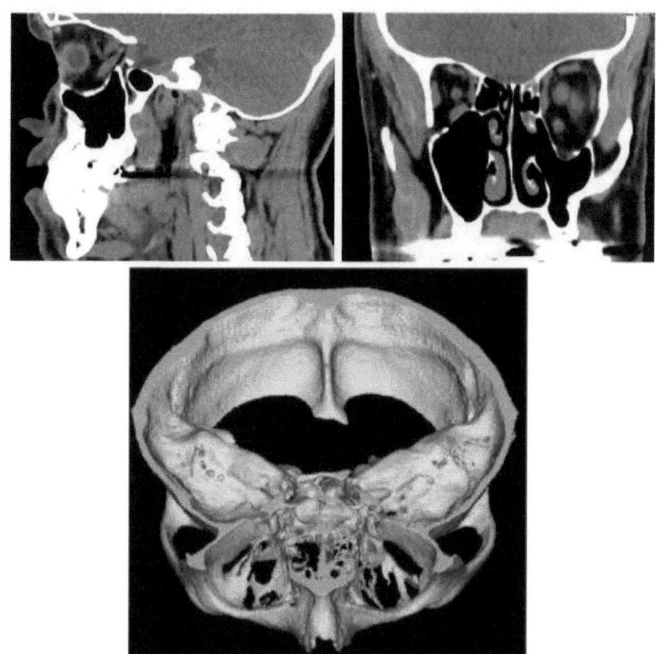

Fig. 21: MSCT e modelo tridimensional do paciente antes da cirurgia.

Com base nos dados clínicos e radiológicos, foi feito o diagnóstico - fratura por impacto da parede inferior da órbita. Nesta fase, foi modelado para o doente um modelo virtual da deformidade com um molde de implante cirúrgico (Fig. 22). Em seguida, no bloco operatório, sob anestesia por intubação, o doente foi submetido à operação: Eliminação da deformidade da parede orbital inferior com a ajuda de um implante modelado individualmente (Fig. 23). A duração da operação foi de 50 minutos.

O pós-operatório decorreu sem complicações. O doente teve alta do serviço 3 dias depois. Foram dadas recomendações. As suturas foram removidas no 7º dia do período pós-operatório. Foi realizada uma TCMS de controlo (Fig. 24).

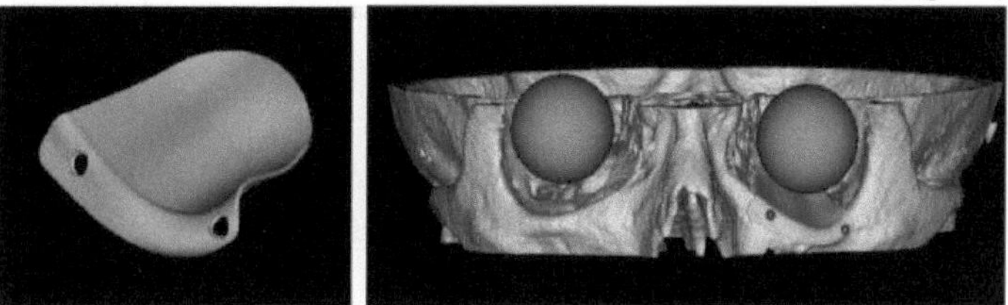

Fig. 22. Modelação de um implante individual.

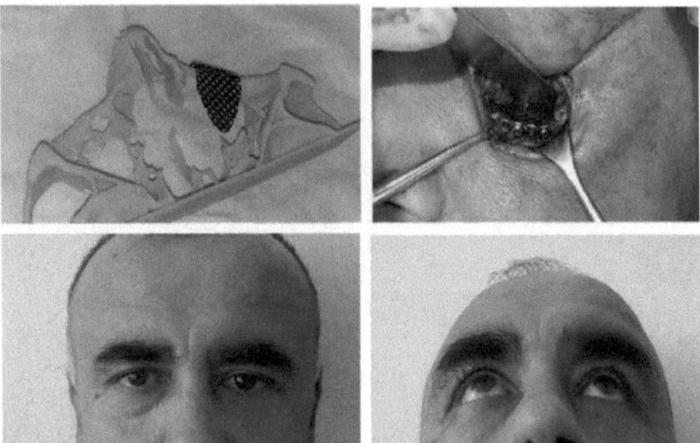

Fig. 23. Fases da cirurgia, estado pós-operatório do doente.

Como resultado deste tratamento cirúrgico, a deformidade da parede inferior da órbita, a assimetria facial, o hipoftalmo e a diplopia foram eliminados.

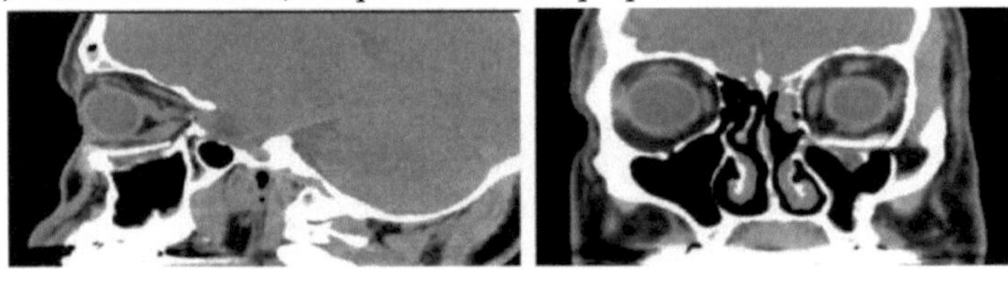

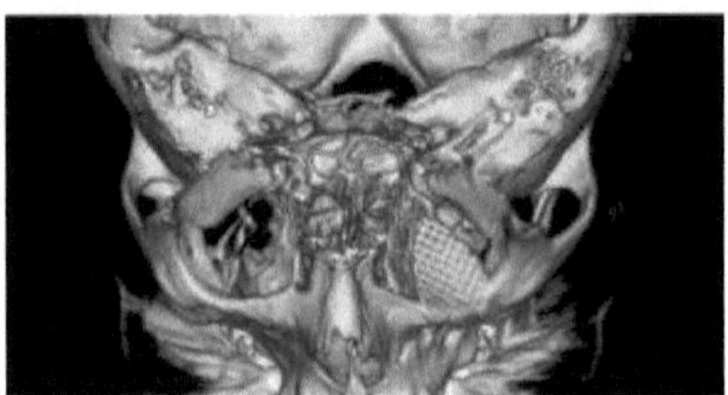

Figura 24: MSCT e modelo tridimensional do doente após a cirurgia.

A duração da intervenção cirúrgica no grupo principal foi de 49,8 ± 2,6 minutos, no grupo de comparação a operação durou em média 85,3 ± 2,3 minutos (Fig. 25), o que foi significativamente mais longo em relação ao grupo principal (p<0,05).

No período pós-operatório, todos os doentes receberam uma terapêutica anti-inflamatória padrão e a reabilitação foi efectuada em conjunto com um oftalmologista para restaurar a função ocular.

No 8º dia após a operação, procedeu-se ao seguinte: remoção das suturas pós-operatórias, exame clínico da área periocular, fotografia do doente em duas projecções.

Em seguida, foi efectuado um novo exame clínico com fotografia um mês após a operação.

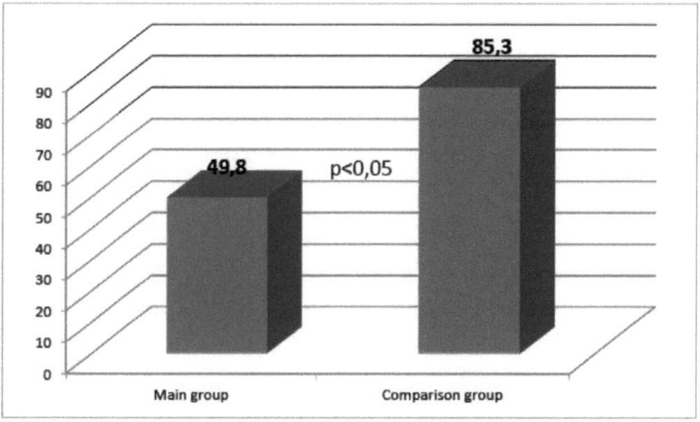

Figura 25: Duração da intervenção cirúrgica.

Nos 3 meses seguintes à cirurgia, o doente é reexaminado: exame clínico, fotografia, exame MSCT, análise geral do sangue, consulta de oftalmologia e, se necessário, consulta de neurologia.

Após 6 meses e após um ano (o doente é reexaminado: exame clínico, fotografia, exame MSCT, análise geral do sangue, consulta de oftalmologia).

14 dias após a cirurgia, a diplopia persistiu em 7 (21,9%) pacientes do grupo principal e em 29 (34,1%) pacientes do grupo de comparação (Fig. 26). A recuperação da visão binocular nesses pacientes durou até 2-3 meses, o que foi associado à natureza do trauma ocular e aos termos tardios do tratamento cirúrgico.

A duração do internamento hospitalar nos doentes do grupo principal foi de 3,6 ± 0,2 dias. A duração do tratamento ambulatório dos doentes do grupo principal foi de 10,2 ± 0,2 dias. O período total de incapacidade neste grupo de doentes foi de 13,8 ± 0,2 dias.

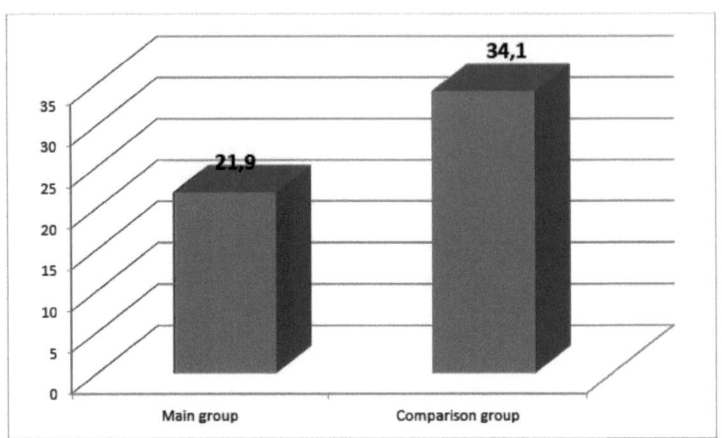

Fig. 26: Frequência da diplopia após a cirurgia num aspeto comparativo

No grupo de comparação, a duração do internamento foi de 6,2 ± 0,3 dias. As vítimas do grupo principal estiveram em tratamento ambulatório durante 16,3 ± 0,1 dias. O período total de incapacidade neste grupo de doentes foi de 22,5 ± 0,2 dias (Tabela 8).

Quadro 8

Duração da incapacidade em termos comparativos (dias de cama)

	Grupo principal	Grupo de comparação
Tratamento em regime de internamento	3,6±0,2	6,2±0,3*
Tratamento em regime ambulatório	10,2±0,2	16,3±0,1
Período total de incapacidade	13,8±0,2	22,5±0,2*

Como mostram os dados acima, os doentes do grupo principal recuperaram e regressaram ao trabalho 1,6 vezes mais depressa do que os doentes do grupo de comparação.

No período pós-operatório inicial, 3 (10%) doentes do grupo principal apresentavam diplopia horizontal e vertical, que foi posteriormente eliminada com exercícios especiais. Além disso, a diplopia horizontal foi eliminada num prazo de 1-1,5 semanas e a diplopia vertical nas suas extremidades - 1 mês.

No grupo de comparação, foram registadas complicações pós-operatórias precoces em 8 doentes, o que correspondeu a 26,7%.

No período pós-operatório tardio (de 2 a 3 meses), ocorreu enoftalmia secundária em 2 pacientes (6,7%) do grupo principal, que foi de 1 a 2 mm em 1 paciente e mais de 2 mm em 1 paciente. No entanto, é de salientar que a enoftalmia até 2 mm praticamente não se manifestou de forma estética e não causou ansiedade no doente.

No pós-operatório tardio ocorreu enoftalmia secundária em 6 pacientes (20%) do grupo de comparação, que foi de 1 a 2 mm em 4 pacientes e mais de 2 mm em 2 pacientes. Não foi possível trazer o globo ocular para a posição correcta em 1 (3,3%) doente devido à presença de fibrose retrobulbar pós-traumática e nestes doentes manteve-se uma enoftalmia superior a 2 mm.

No pós-operatório precoce, 5 (16,7%) pacientes do grupo de comparação apresentaram diplopia horizontal e vertical, que foi posteriormente eliminada com exercícios especiais.

Estudo de caso clínico n.º 2.

Um paciente Shukurullaev Olimjon, 1994, foi admitido com queixas de deformação da metade direita da face, visão dupla, desconforto no olho direito. Segundo a anamnese, há 8 dias, enquanto jogava futebol num complexo desportivo, bateu na trave de uma baliza de futebol, o que lhe provocou uma lesão.

Ao exame externo (Fig. 27) do doente, verifica-se uma assimetria facial, em consequência da deformidade ZOC do lado direito. Quimiose do lado direito. À palpação, há dor na zona do bordo inferior da órbita ocular do lado direito, o sintoma de passo é positivo. Existe também uma perturbação sensorial na zona de inervação do nervo suborbital do lado direito. Não existem cicatrizes na face. Foi observada uma restrição do movimento do globo ocular direito. Ao mover o globo ocular para cima e para o lado, é detectada diplopia.

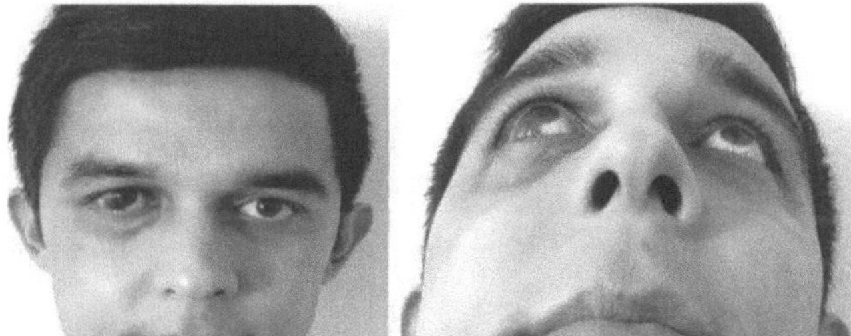

Fig. 27: Paciente com deformidade do complexo zigomaticomandibular do lado direito.

Ao analisar o tomograma computadorizado multiespiral e os modelos tridimensionais virtuais (Fig. 28), há sinais de uma fratura multifocal deprimida com deslocamento de fragmentos ósseos do lado direito na projeção da sutura fronto-maxilar, do arco do osso zigomático do lado direito, da parede inferior da órbita direita e das paredes externa e superior do seio maxilar direito.

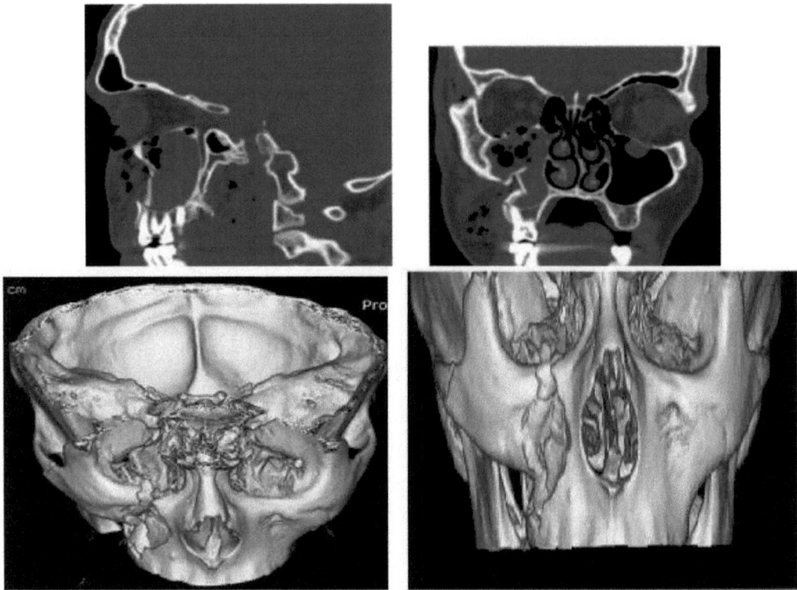

Figura 28: MSCT e modelo tridimensional do paciente no pré-operatório.

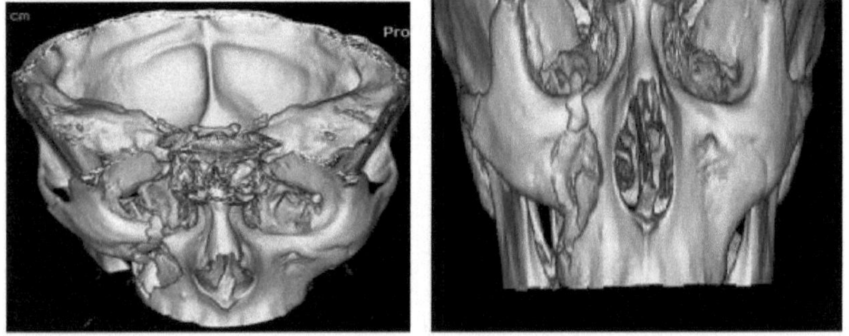

Figura 28: MSCT e modelo tridimensional do paciente no pré-operatório.

Com base nos dados clínicos e radiológicos, foi feito o diagnóstico - fratura ZOC no lado direito. Nesta fase, foi modelado para o doente um modelo virtual da deformidade com um modelo de implante cirúrgico (Fig. 29).

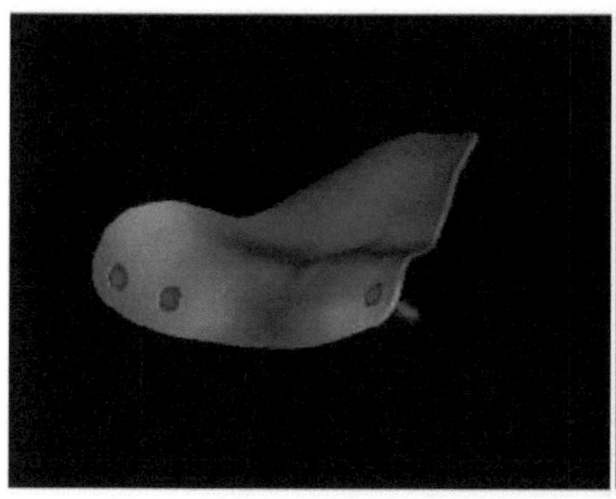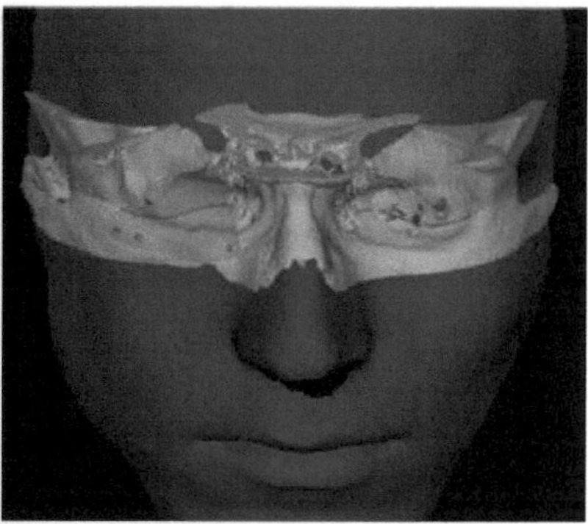

Fig. 29. Modelação de um implante individual

Em seguida, no bloco operatório, sob anestesia intubada, o doente foi submetido a cirurgia: Reposicionamento e osteossíntese de fragmentos ósseos, reparação do defeito da parede inferior da órbita utilizando um implante modelado individualmente (membrana porosa de titânio) (Fig. 30). A duração da operação foi de 50 minutos.

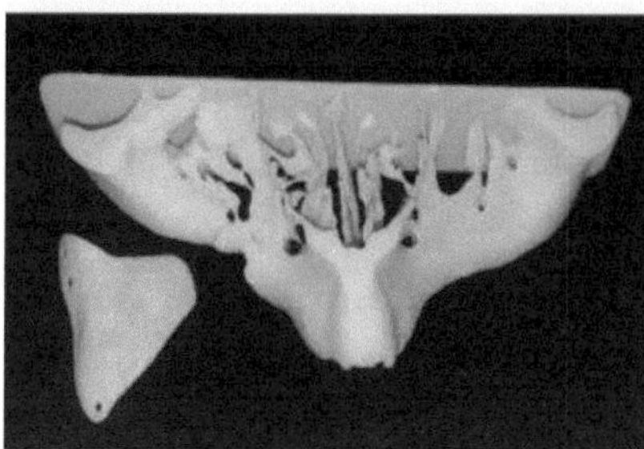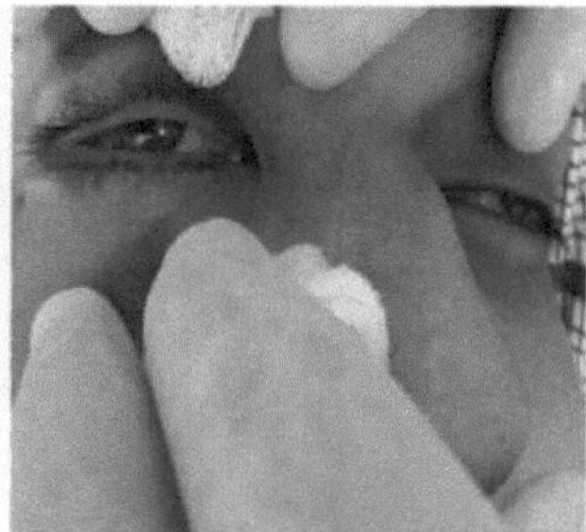

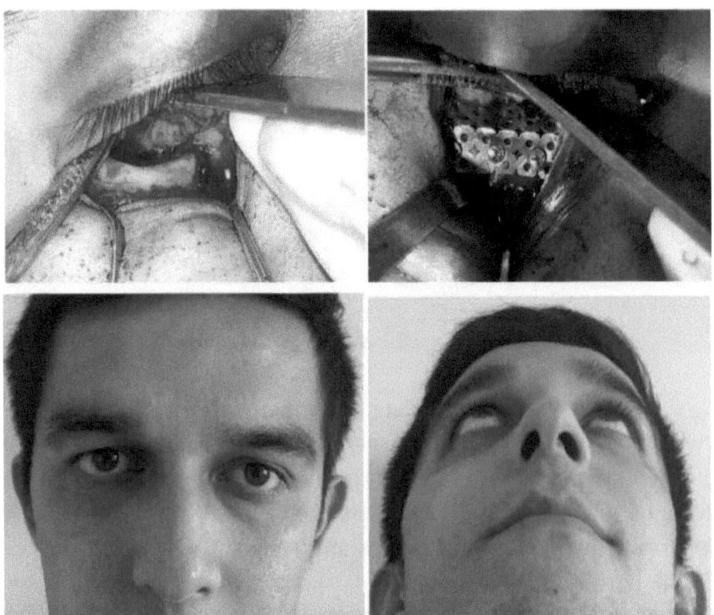

Fig. 30. Fases da cirurgia, estado pós-operatório do paciente.

O período pós-operatório decorreu sem complicações. Após 3 dias, o doente teve alta do serviço. Foram dadas recomendações. As suturas foram removidas no 7º dia do período pós-operatório. Foi realizada uma TCMS de controlo (Fig. 31).

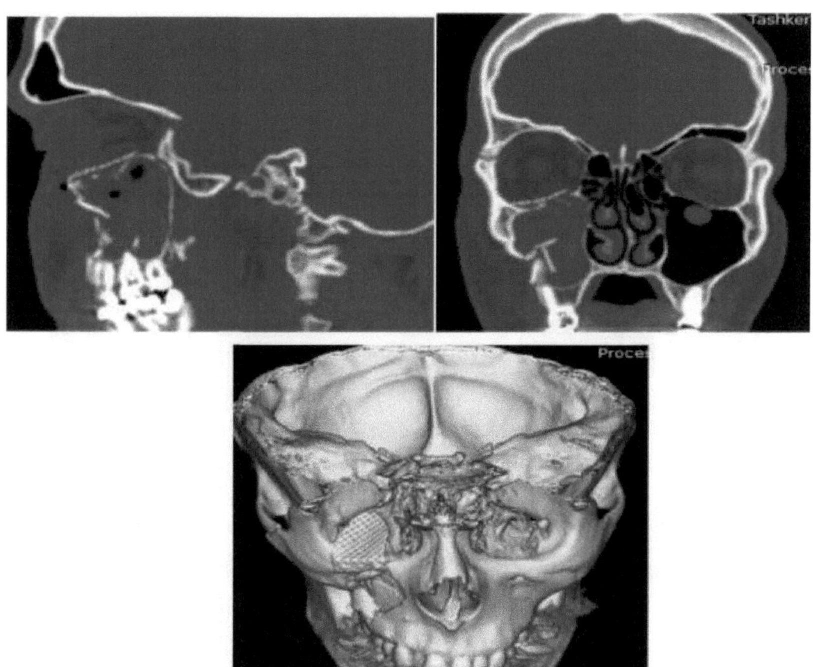

Figura 31: MSCT e modelo tridimensional do paciente após a cirurgia.

Como resultado deste tratamento cirúrgico, a deformidade ZOC do doente e o defeito da parede inferior da órbita direita foram corrigidos e a diplopia foi eliminada.

Estudo de caso clínico n.º 3.

Bakhodir Turdiyev, 1978, foi admitido com queixas de deslocamento para baixo e para trás do globo ocular direito e visão dupla. Segundo a anamnese, há 3 meses foi agredido na rua por pessoas conhecidas, o que lhe provocou um traumatismo.

Ao exame externo (Fig. 32), notou-se uma deslocação do globo ocular esquerdo para baixo e para trás.

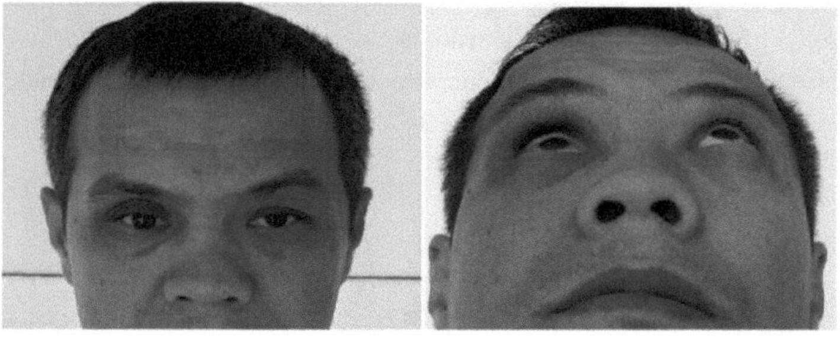

Fig. 32: Paciente com deformidade ZOC direita

Descida da pálpebra superior do lado direito de 0,5 cm e da pálpebra inferior de 0,2 cm. A palpação na zona das margens inferiores da órbita ocular é dolorosa e não há sintoma de pisoteio. Não existem cicatrizes na face. Ao mover o globo ocular para cima e lateralmente, detecta-se diplopia. Ao analisar o tomograma computorizado multiespiral e os modelos tridimensionais virtuais (Fig. 33), há sinais de deformação deprimida da parede inferior e medial da órbita direita em 7 mm.

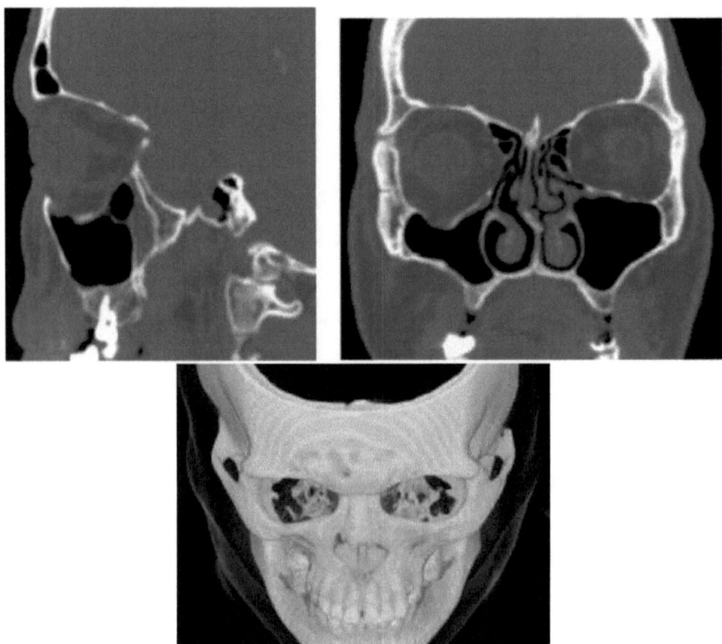

Figura 33. MSCT e modelo tridimensional do paciente no pré-operatório.

Com base nos dados clínicos e radiológicos, foi feito o diagnóstico - Fratura mais antiga da ZOC do lado direito. Defeito da parede inferior da órbita com prolapso do globo ocular. Complicação: diplopia.
Nesta fase, foi modelado para o doente um modelo virtual da deformidade com um modelo de implante cirúrgico (Fig. 34).

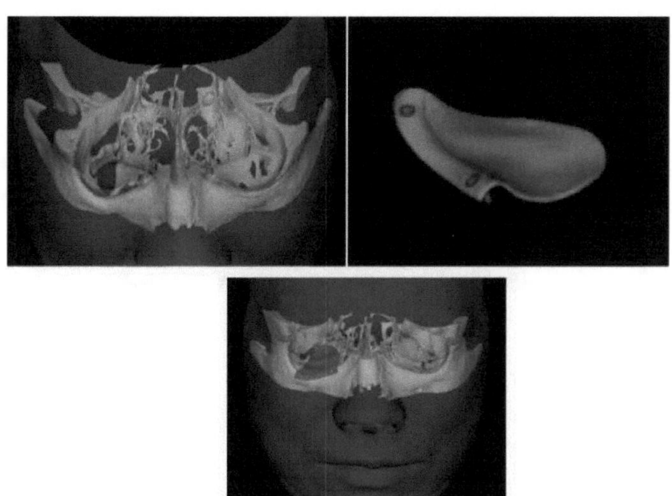

Figura 34. Modelação de um implante individual.

De seguida, no bloco operatório, sob anestesia por entubação, o doente foi submetido à operação: Correção da deformidade da parede inferior da órbita utilizando um implante modelado individualmente (Fig. 35). A duração da operação foi de 45 minutos.

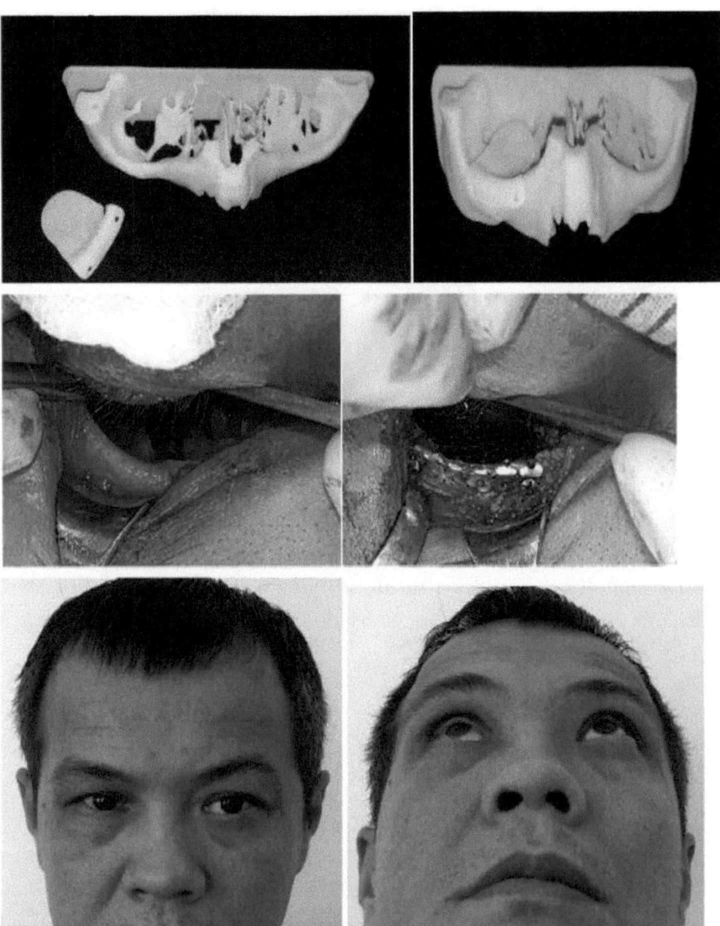

Fig. 35. Fases da cirurgia, estado pós-operatório do doente.

O período pós-operatório decorreu sem complicações. Após 3 dias, o doente teve alta do serviço. Foram dadas recomendações. As suturas foram removidas no 7º dia do período pós-operatório. Foi realizada uma TCMS de controlo (Fig. 36). Como resultado deste tratamento cirúrgico, o defeito da parede orbital inferior, a assimetria facial, a hipoftalmia foram eliminados e a diplopia foi eliminada.

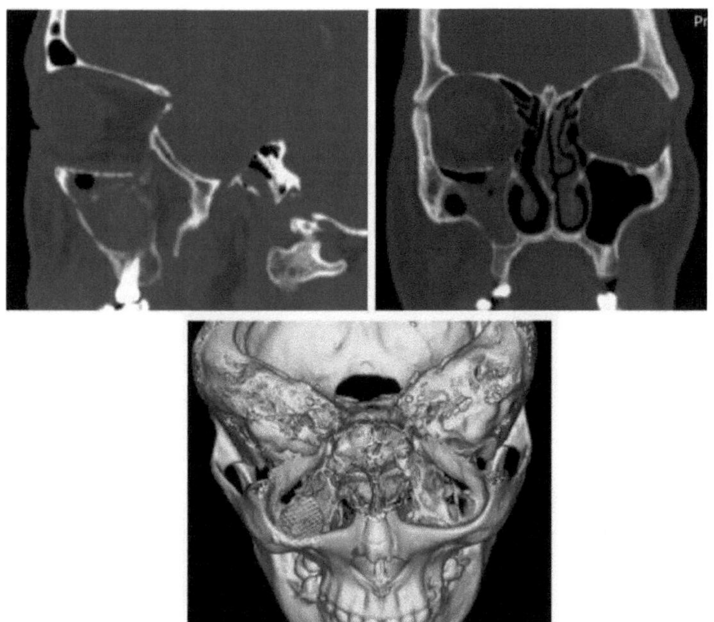

Figura 36. MSCT e modelo tridimensional do paciente após a cirurgia.

Exemplo clínico n.º 4.

O doente Alimov Umar, 1988, foi admitido com queixas de deformação da metade esquerda da face, deslocação do globo ocular esquerdo para trás e para baixo, visão dupla no olho esquerdo. Segundo a anamnese, há 3 meses teve um acidente de viação, em consequência do qual sofreu um traumatismo grave.

Ao exame externo (Fig. 37), o doente apresenta assimetria facial em resultado da deformidade ZOC. O globo ocular esquerdo está deslocado para baixo e para trás. A palpação na área do bordo inferior da órbita ocular esquerda revela o sintoma de um degrau, não se observando dor.

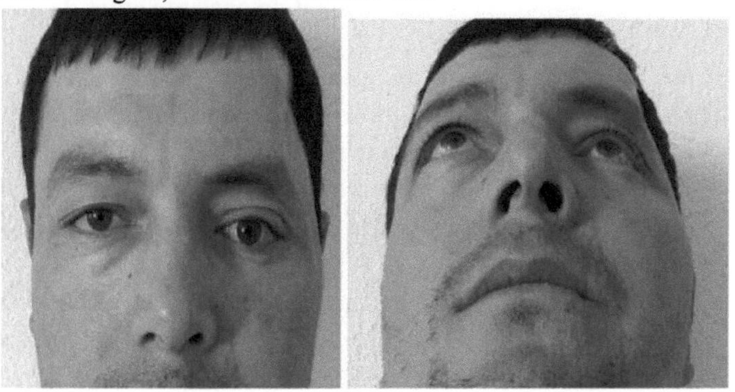

Observam-se cicatrizes pós-operatórias, moles e indolores, na zona da testa esquerda. Existe também um defeito ósseo de 6,0*4,0 cm nesta área. Nota-se uma restrição do movimento do globo ocular esquerdo. Ao mover o globo ocular para cima, para baixo e para os lados, é detectada diplopia.

Ao analisar o tomograma computadorizado multiespiral e os modelos tridimensionais virtuais (Fig. 38), há sinais de fraturas das paredes orbitais, arco zigomático, paredes do seio maxilar, maxila e ossos nasais.

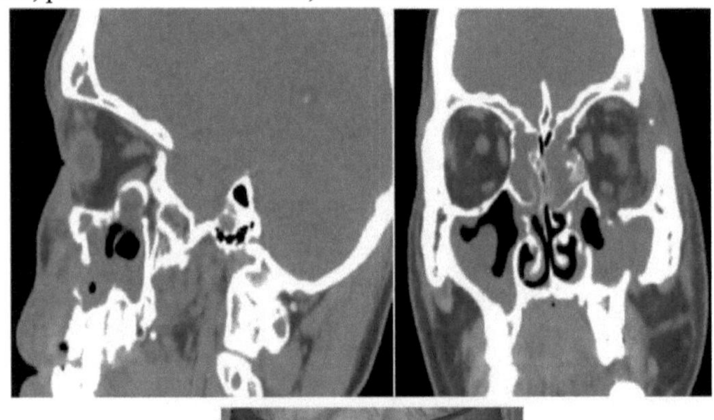

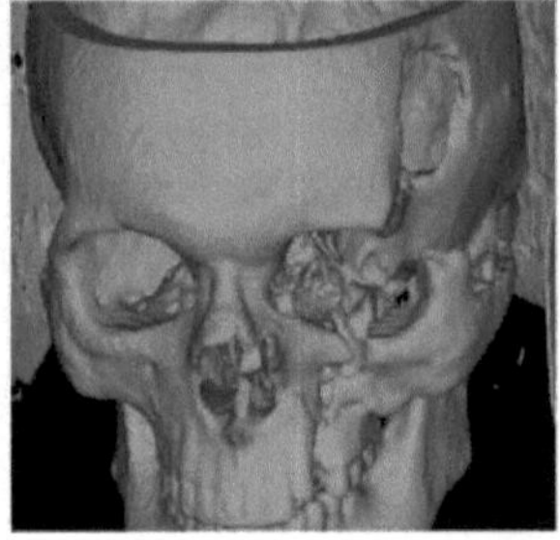

Figura 38. MSCT e modelo tridimensional do paciente antes da cirurgia.

Com base nos dados clínicos e radiológicos, o diagnóstico foi feito - Condição após trauma craniocefálico aberto grave (datado de 13.03.2019). Fratura do complexo ziglo-orbitário com deslocamento. Fratura do maxilar superior com deslocamento na zona do /234. Complicação: defeito da parede inferior da órbita ocular à esquerda, deformação deprimida da zona média da face. Desordem da mordida.

Nesta fase, foi modelado para o doente um modelo virtual da deformidade com um molde de implante cirúrgico (Fig. 39). Em seguida, o doente foi submetido a cirurgia sob anestesia entubada em condições de bloco operatório:

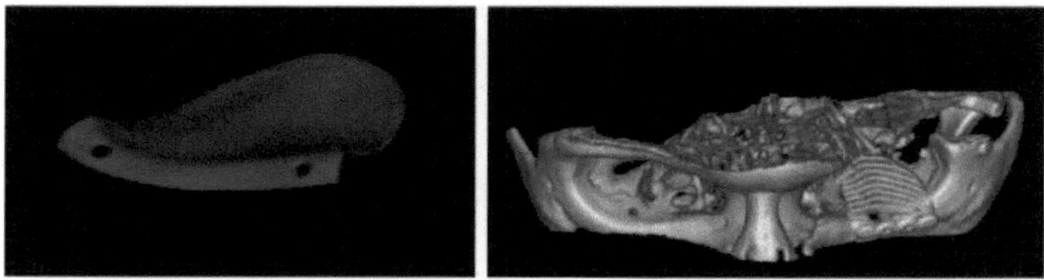

Figura 39. Modelação de um implante individual.

Refractura e osteossíntese da maxila, osso zigomático e reparação do defeito da parede inferior da órbita esquerda utilizando um implante modelado individualmente (membrana porosa de titânio) (Fig. 40). A duração da operação foi de 65 minutos.

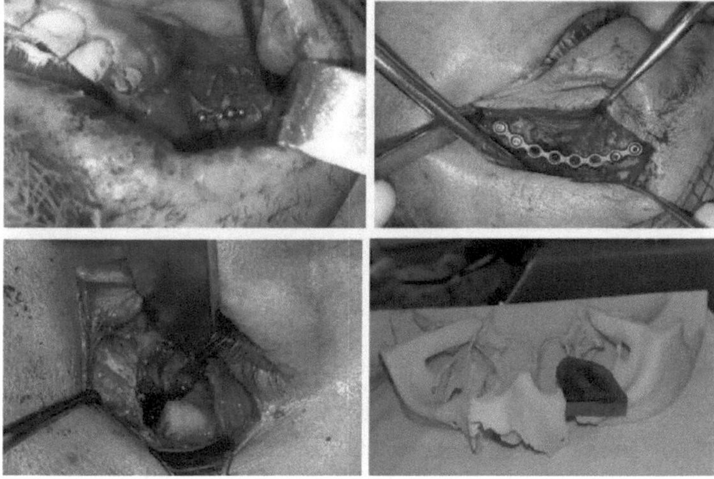

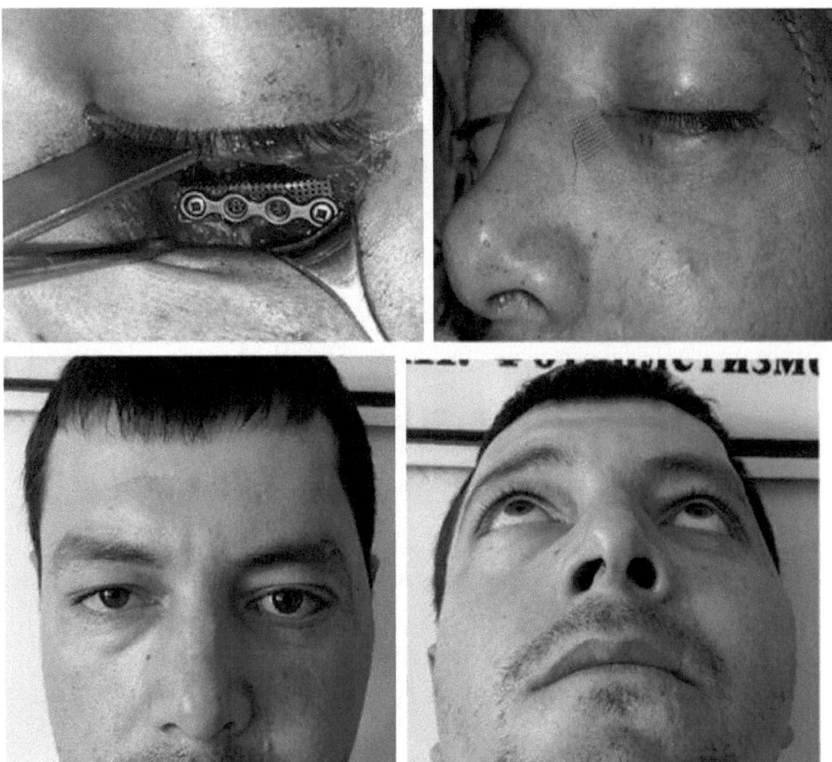

Fig. 40. Fases da cirurgia, estado pós-operatório do doente.

O período pós-operatório decorreu sem complicações. Após 3 dias, o doente teve alta do serviço. Foram dadas recomendações. As suturas foram removidas no 7º dia do período pós-operatório. Foi realizada uma TCMS de controlo (Fig. 41)

Como resultado deste tratamento cirúrgico, o doente ficou sem a deformidade do maxilar superior, ZOC do lado esquerdo, defeito da parede inferior da órbita esquerda, assimetria facial, contratura do maxilar inferior, hipoftalmia e diplopia.

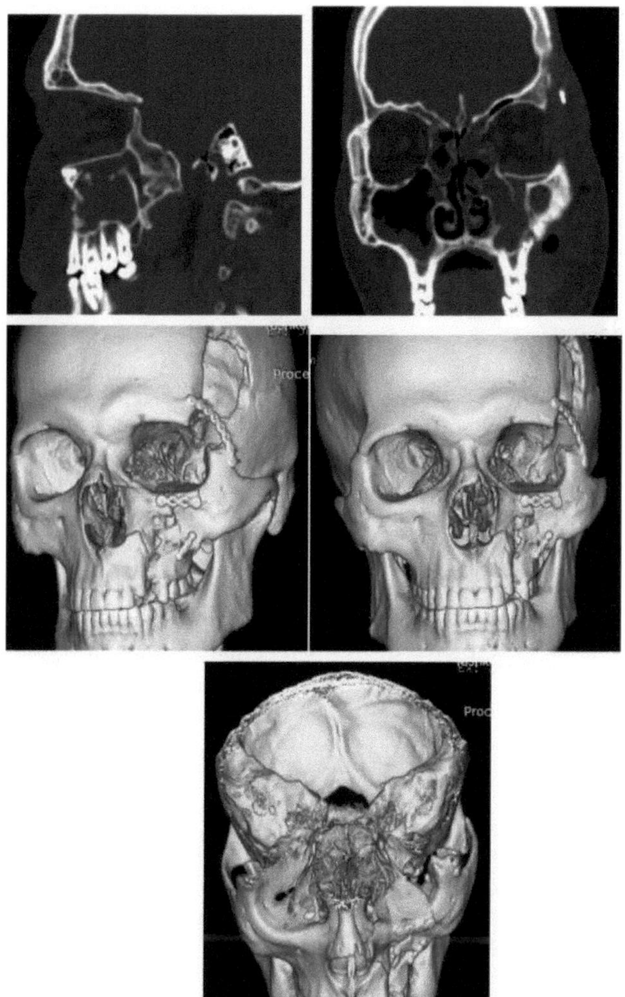

Figura 41. MSCT e modelo tridimensional do paciente após a cirurgia. Exemplo clínico n.º 5.

O doente Razzokov Saidislomhon, 1998, foi admitido com queixas de depressão posterior do globo ocular, visão dupla e desconforto no olho esquerdo. Segundo a anamnese, há 18 dias foi agredido por pessoas conhecidas, o que lhe provocou um ferimento.

Ao exame externo (Fig. 42), nota-se um inchaço pós-traumático na região para-orbital esquerda. Há uma ligeira deslocação posterior do globo ocular esquerdo. À palpação na zona dos bordos inferiores da órbita ocular, não há dor nem sintoma de degrau. Existe também uma perturbação sensorial na zona de inervação do nervo suborbital. É detectada uma cicatriz na zona supra-orbitária esquerda. Nota-se uma restrição do movimento do globo ocular esquerdo. Ao mover o globo ocular para cima e para o lado, é detectada diplopia.

O doente foi consultado por um oftalmologista e um neurologista.

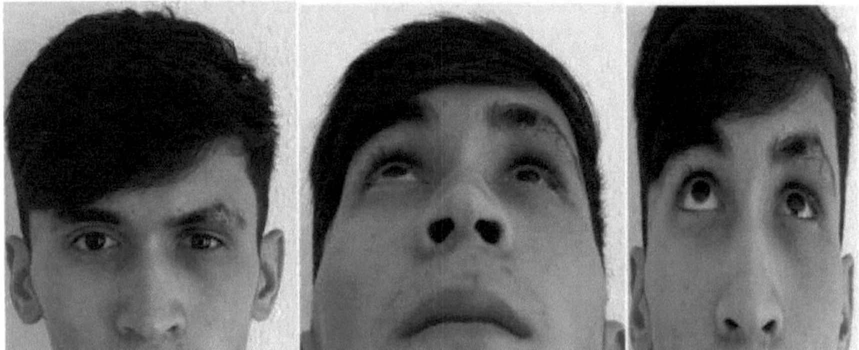

Figura 42. Paciente com deformidade do complexo zigomático-mastóideo do lado esquerdo.

Ao analisar o tomograma computorizado multiespiral e os modelos tridimensionais virtuais (Fig. 43), há sinais de fracturas deprimidas da parede medial e inferior da órbita esquerda em 4 mm, fratura marginal do bordo superior da órbita esquerda. Alterações fibrosas no espaço retrobulbar do lado esquerdo.

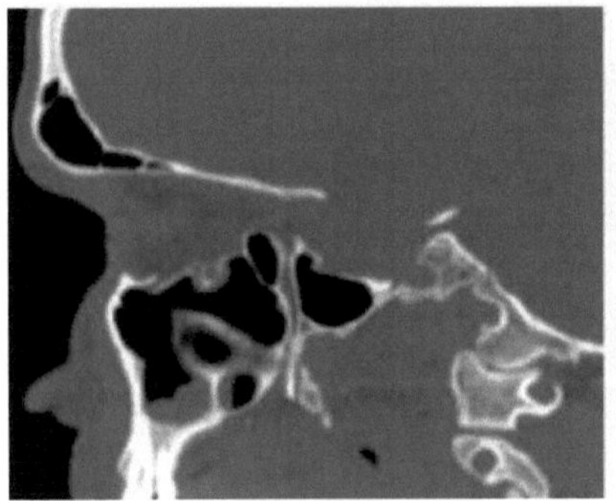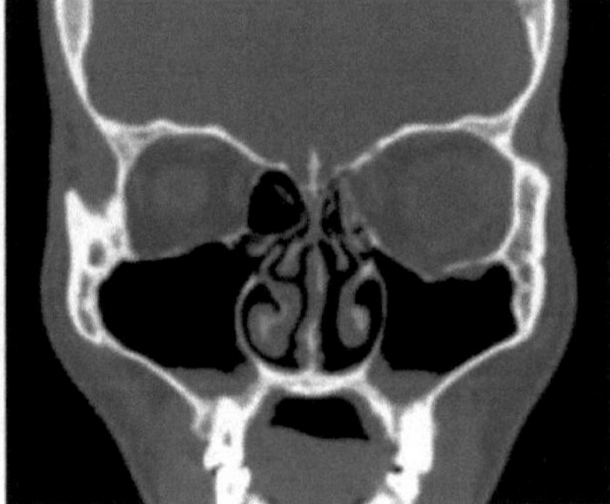

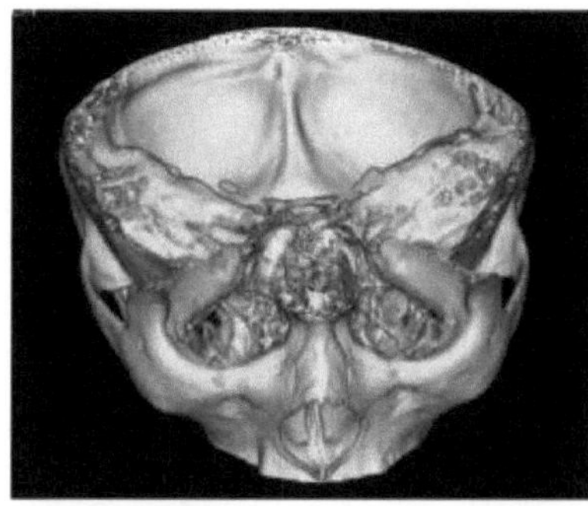

Figura 43. MSCT e modelo tridimensional do paciente no pré-operatório.

Com base nos dados clínicos e radiológicos, foi feito o diagnóstico - Fratura da parede inferior e medial da órbita esquerda. Complicação: diplopia. Nesta fase, foi modelado para o doente um modelo virtual da deformidade com um molde de implante cirúrgico (Fig. 44). Em seguida, no bloco operatório, sob anestesia por entubação, o doente foi submetido à operação: Eliminação da deformidade da parede inferior da órbita esquerda com a ajuda de um implante modelado individualmente (Fig. 45). A duração da operação foi de 40 minutos.
O pós-operatório decorreu sem complicações. Três dias depois, o doente teve alta do serviço. Foram dadas recomendações. As suturas foram removidas no 7º dia do período pós-operatório. Foi realizada uma TCMS de controlo (Fig. 46).

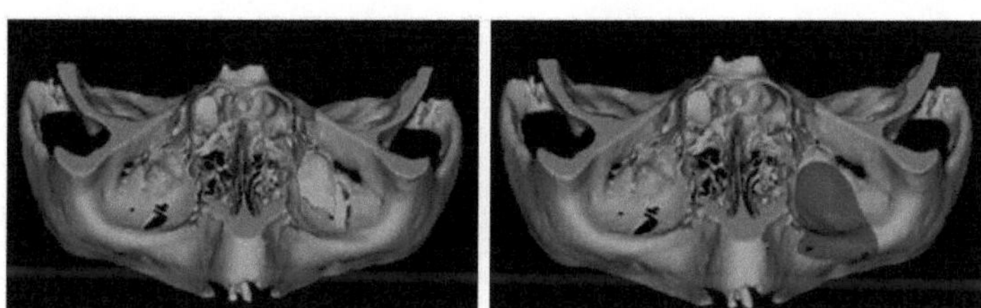

Figura 44. Modelação de um implante individual

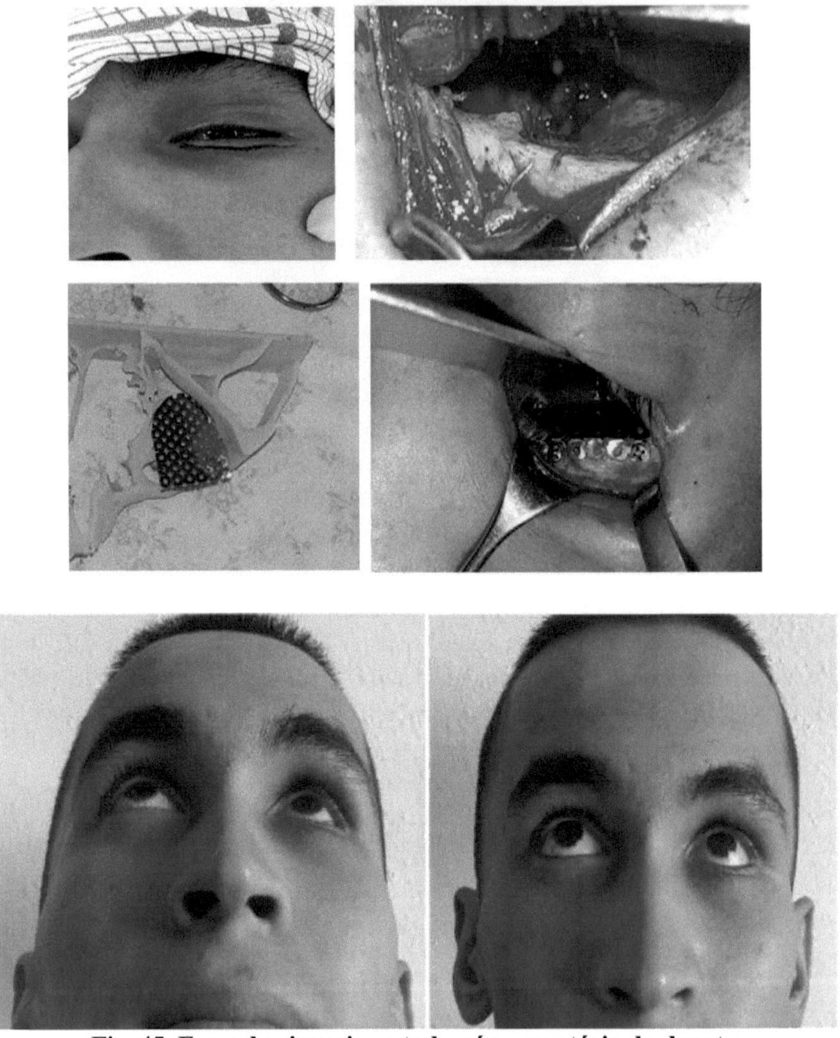

Fig. 45. Fases da cirurgia, estado pós-operatório do doente.

Como resultado deste tratamento cirúrgico, o defeito da parede inferior da órbita esquerda foi eliminado, a restrição da mobilidade do globo ocular esquerdo foi eliminada, a hipoftalmia foi eliminada e a diplopia foi eliminada.

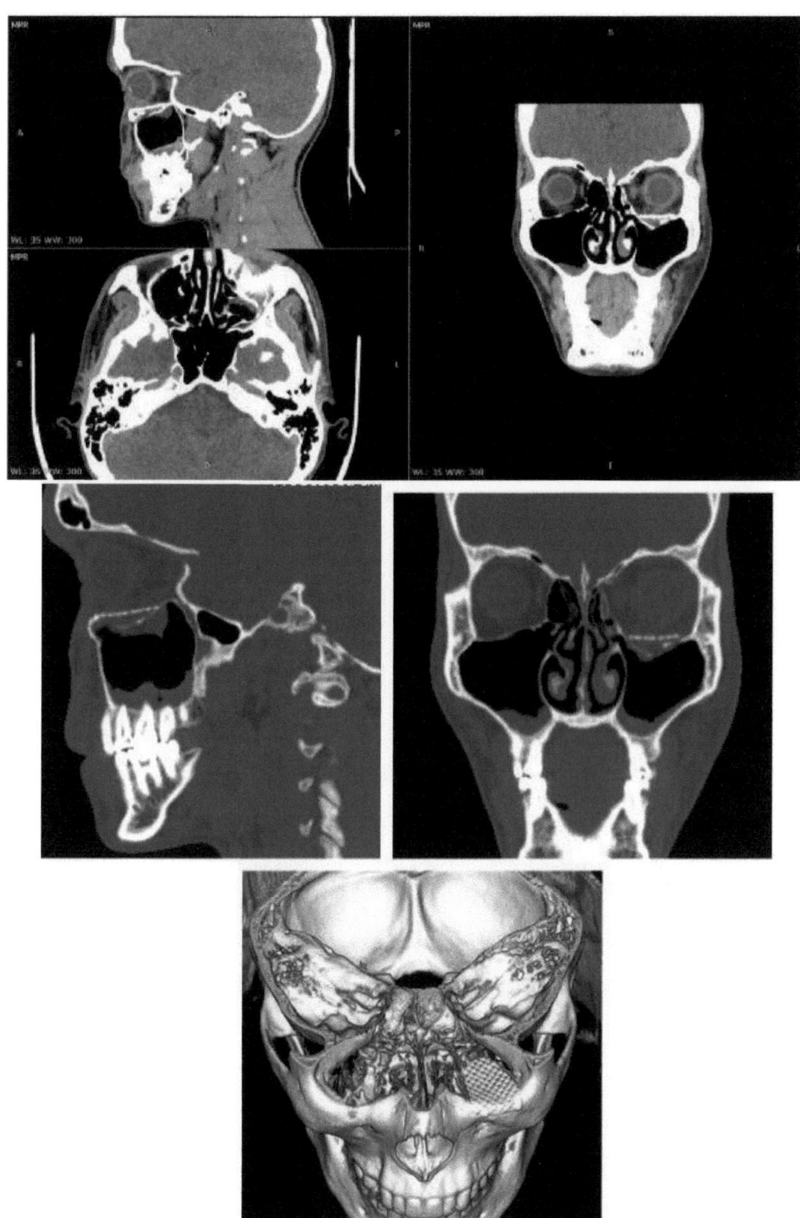

Figura 46. MSCT e modelo tridimensional do paciente após a cirurgia.

Após o tratamento cirúrgico, a taxa de recorrência no grupo de comparação foi de 36,5% (31 doentes) (Fig. 47), ao passo que não foi observada qualquer recorrência no grupo principal

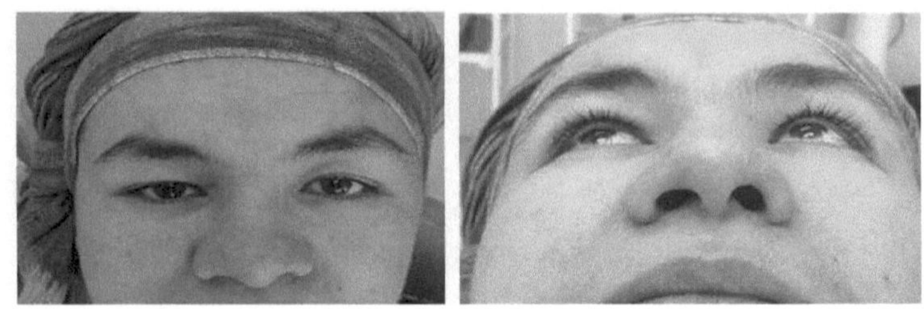

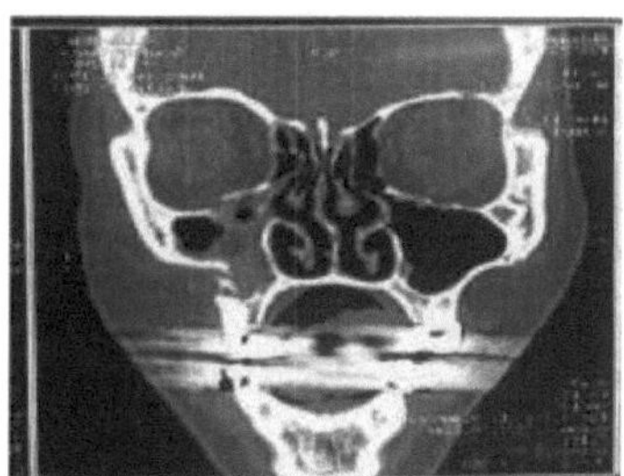

Fig. 47. Paciente com assimetria facial e rebaixamento do globo ocular direito (foi efectuado um reposicionamento fechado do osso zigomático há um ano)

A distribuição dos pacientes por nível de hipoftalmia é apresentada na Tabela 9. Os dados apresentados na tabela mostram que o nível de hipoftalmia antes do tratamento cirúrgico no grupo principal e no grupo de comparação diferiu significativamente (p<0,05). O período de acompanhamento a longo prazo também mostrou diferenças significativas no nível de hipoftalmia em ambos os grupos de observação (p<0,05).

Quadro 9

Distribuição das vítimas por nível de hipoftalmia em diferentes períodos de observação

Período de observação	Grupo principal (n=32)		Grupo de comparação (n=85)	
	Abs.	%	Abs.	%
Antes da cirurgia	9	28,1	6	7,1
Pós-operatório imediato (1 - 3 meses)	0	0	26	30,6
Período de acompanhamento a longo prazo (6 -12 meses)	0	0	35	41,2

A distribuição dos pacientes de acordo com o nível de enoftalmia é apresentada na Tabela 10.

Quadro 10

Distribuição dos doentes por nível de enoftalmia em diferentes períodos de observação

Período de observação	Grupo principal (n=32)		Grupo de comparação (n=85)	
	Abs.	%	Abs.	%
Antes da cirurgia	12	37,5	3	3,5
Pós-operatório imediato (1 - 3 meses)	4	12,5	33	38,8

Período de acompanhamento a longo prazo (6 -12 meses)	1	3,1	38	44,7

A distribuição dos pacientes pelo nível de enoftalmia antes do tratamento cirúrgico também indica diferenças significativas entre os grupos estudados (p<0,05). No período de acompanhamento a longo prazo, observámos um efeito estético mais pronunciado nos doentes do grupo principal, a enoftalmia foi eliminada em 3,1%, enquanto no grupo de comparação foi de 38,8% (P<0,05). No período de acompanhamento a longo prazo, os índices de nível de enoftalmia no grupo principal e no grupo de comparação também são significativamente diferentes (P<0,05). Isto indica a ausência de deslocação do globo ocular no período pós-operatório nos doentes do grupo principal e um resultado mais estável e previsível da eliminação do enoftalmo.

20 (62,5%) doentes do grupo principal e 44 (51,8) doentes do grupo de comparação apresentavam perturbações da sensibilidade da pele sob a forma de "arrepios", "formigueiro".

29 (90,6%) doentes do grupo principal e 66 (77,6%) doentes do grupo de comparação registaram uma dinâmica positiva persistente ao longo do tempo (de 3 a 12 meses) relativamente à restauração da sensibilidade da pele. A perturbação persistente da sensibilidade cutânea na zona suborbital após o traumatismo e a intervenção cirúrgica manteve-se num doente do grupo principal (3,1%).

Dividimos os doentes em três grupos, consoante os resultados do tratamento: bons, satisfatórios e insatisfatórios (Fig. 48).

O grupo com um bom resultado incluiu 29 (90,6%) doentes do grupo principal e 66 (77,6%) doentes do grupo de comparação, que não apresentavam qualquer sintomatologia neurológica, ou notavam uma pequena perturbação sensorial com uma dinâmica positiva persistente, os componentes estéticos e funcionais foram restaurados.

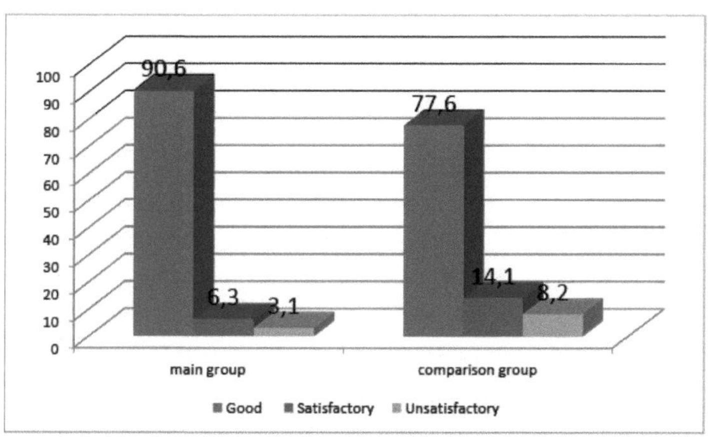

Figura 48. Distribuição dos doentes consoante a avaliação dos resultados do tratamento

O grupo com resultado satisfatório incluiu 2 (6,3%) pacientes do grupo principal e 12 (14,1%) pacientes do grupo de comparação que apresentavam distúrbio persistente de sensibilidade cutânea, diplopia menor e enoftalmia. Ao exame visual, estes doentes apresentavam uma assimetria facial insignificante.

O grupo com resultados insatisfatórios incluiu 1 (3,1%) paciente do grupo principal e 7 pacientes (8,2%) do grupo de comparação, que observaram distúrbio persistente da sensibilidade da pele, diplopia e enoftalmia acentuadas, assimetria facial visível e contratura mandibular.

Ao estimar a sensibilidade e a especificidade dos métodos tradicionais e dos métodos de diagnóstico e tratamento com a inclusão do algoritmo de modelação de um implante individual para a eliminação de defeitos ósseos da zona média da face, foram reveladas vantagens significativas da utilização deste algoritmo (Tabela 11).

Quadro 11

Informatividade da aplicação do algoritmo de modelação de implantes personalizados para a reparação de defeitos ósseos do terço médio da face.

Métodos de diagnóstico	Grupo de comparação	Grupo principal
Sensibilidade	63,6%	83,3%
Especificidade	72,7%	91,7%
Exatidão	54,5%	91,7%
Previsibilidade de um resultado positivo (+VP, valor preditivo positivo)	63,6%	91,7%

Previsibilidade de um resultado negativo (-VP, valor preditivo negativo)	63,6%	91,7%
Em média	63,6%	90,0%

A eficiência económica da utilização do algoritmo proposto pode ser calculada pela fórmula: E = (Zob-Z nov) x n, em que: E - efeito económico da aplicação do algoritmo, Zob - custos de produção de um caso de doença sem a aplicação do algoritmo, Z nov - custos de produção de um caso de doença com o algoritmo, n - número de doenças por ano. (6 500 000-4 200 000)x23=52 900 000sum.

Assim, a poupança de fundos das instituições de saúde incluídas no estudo durante um ano com a aplicação do algoritmo é de 52 900 000 soums com a melhoria da qualidade dos cuidados médicos e dos diagnósticos de acordo com as recomendações metodológicas propostas.

CAPÍTULO 3

O PROGRAMA "PREVISÃO E PREVENÇÃO DE COMPLICAÇÕES EM PACIENTES COM TRAUMATISMO COMBINADO DOS OSSOS DO ESQUELETO FACIAL"

A questão da reabilitação médica de doentes com fracturas SOC é interessante devido à possibilidade de utilizar um tratamento cirúrgico minimamente invasivo ou um reposicionamento aberto com fixação rígida. O mais importante é um diagnóstico preciso para determinar a possibilidade de utilizar o método ideal de tratamento cirúrgico.

No primeiro caso, a recuperação da capacidade de trabalho da pessoa lesada é muito mais rápida e o custo dos recursos económicos é reduzido. Mas, por outro lado, a utilização de um método minimamente invasivo de tratamento cirúrgico, no caso de certas anomalias anatómicas e após um longo período de tempo após o traumatismo, pode levar ao aparecimento de deformidades pós-traumáticas gravemente corrigíveis.

Desenvolvemos um complexo de programas composto por várias partes marcadas pelas linhas do menu principal. O programa utiliza um modo de trabalho dialogante com o utilizador, partindo do menu principal, acompanhando o trabalho do utilizador com dicas e menus simples intermédios para confirmar a decisão do utilizador.

No arranque, o programa apresenta o menu principal:

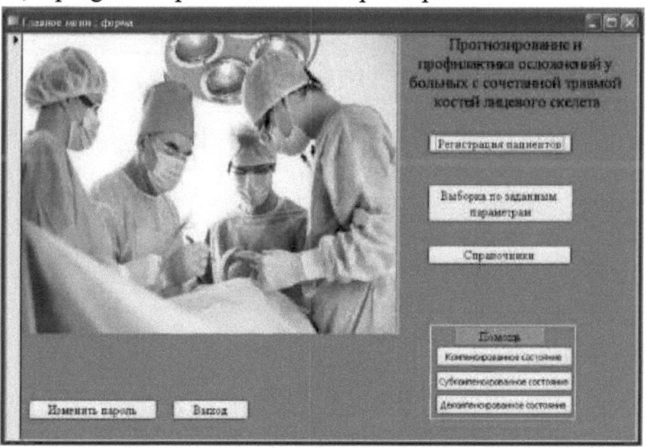

A primeira linha do menu principal "Registo de doentes" permite chamar o formulário "Cartão" para introduzir os dados do exame subjetivo e do exame objetivo.

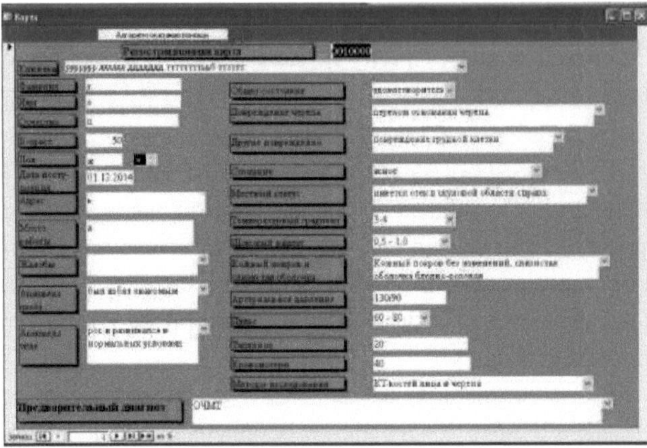

Os dados são retirados principalmente das listas telefónicas e, se necessário, introduzidos manualmente. As setas na parte inferior do formulário, na linha Registo, são utilizadas para navegar pelos registos. Para obter um novo registo, deve premir o botão >*.

Pode visualizar todos os directórios utilizando o botão "Directórios" no menu principal.

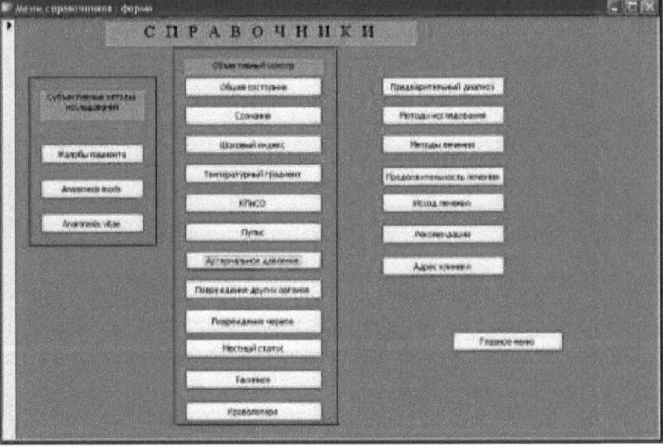

Os directórios "Blood pressure", "Tachypnea", "Blood loss" contêm valores-limite para cada tipo de algoritmo de cuidados, pelo que estes valores são introduzidos manualmente no formulário Map

Os directórios podem ser completados e modificados.

Se premir o botão "Seleção por parâmetros especificados" no formulário do Menu Principal, o formulário "Map1" abre-se para a seleção de dados por parâmetro especificado.

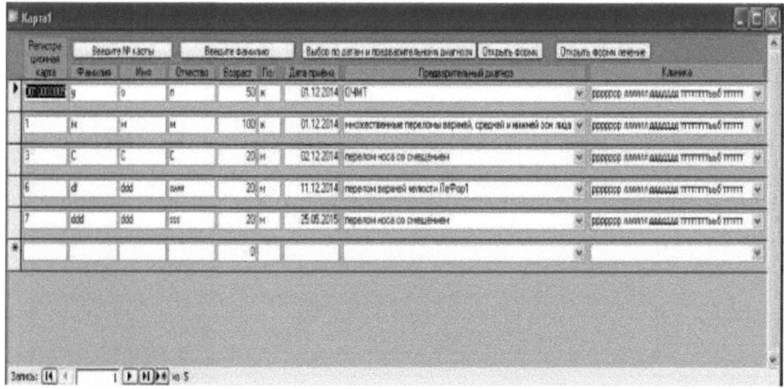

O formulário do Mapa contém um botão "Algoritmo de tratamento", após premir o qual será atribuído ao algoritmo um dos três algoritmos apresentados no anexo. Se os dados estiverem incorretamente definidos, é apresentada uma mensagem:

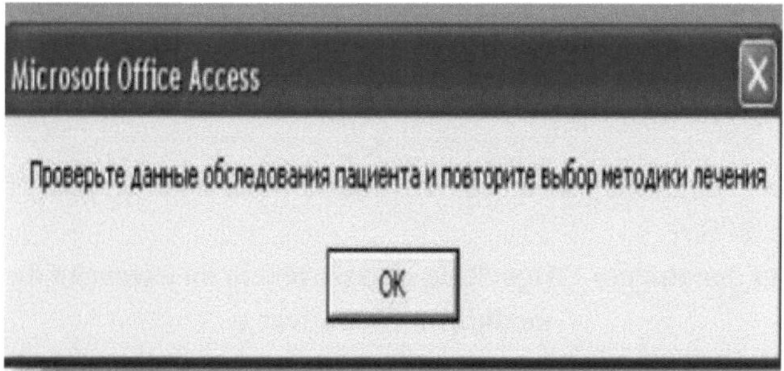

O formulário Card1 contém o botão "Abrir ficha de tratamento", onde deve registar todos os médicos que trataram o doente, as suas acções e recomendações.

Depois de preencher todos os itens necessários, pode imprimir o extrato do historial médico, premindo o botão "Imprimir extrato".

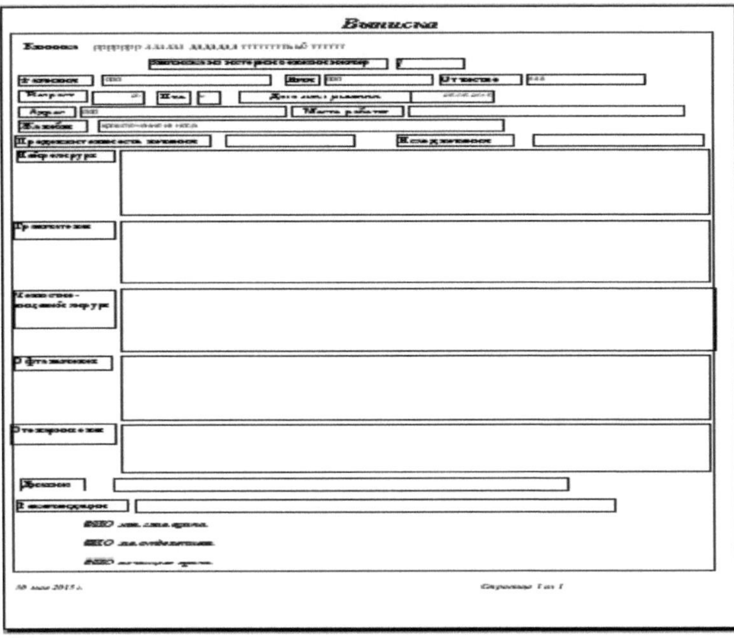

O botão "Sair" do menu principal é utilizado para sair do programa e fechar os formulários do ecrã.

O documento "Algoritmo de assistência na execução de medidas terapêuticas e de diagnóstico em doentes com combinações de lesões da face esqueleto com estado geral compensado"

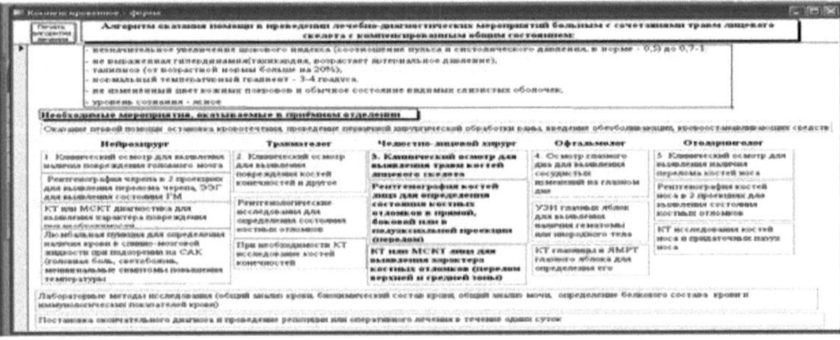

O documento "Algoritmo de assistência na realização de medidas terapêuticas e de diagnóstico em doentes com combinações de lesões do esqueleto facial com estado geral subcompensado"

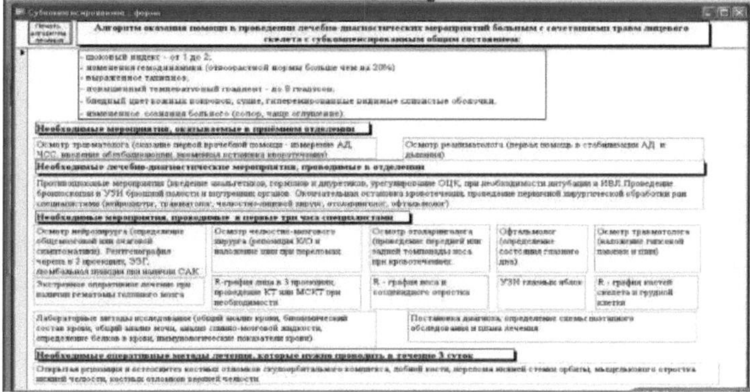

O documento "Algoritmo de assistência na execução de medidas terapêuticas e de diagnóstico em doentes com combinações de lesões da face esqueleto com estado geral descompensado"

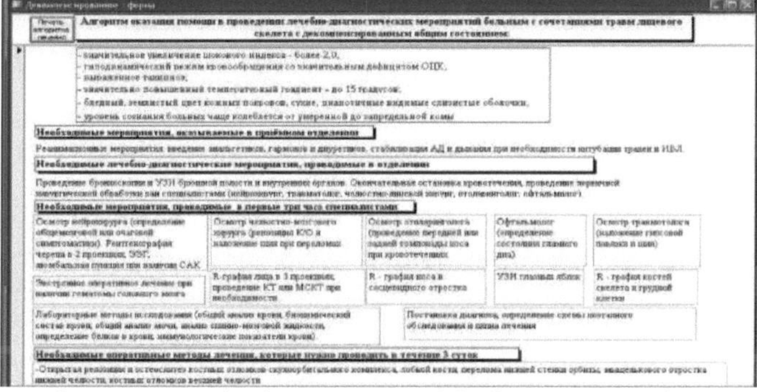

Assim, o planeamento da intervenção cirúrgica reconstrutiva através de modelação computorizada permite a utilização de modelos intra-operatórios estereolitográficos numa impressora 3D. Esta técnica contribui para a redução do tempo de intervenção cirúrgica e aumenta a precisão do planeamento e da realização do tratamento cirúrgico. O planeamento 3D permite planear e determinar o volume da cirurgia, a seleção do implante, o tamanho e o tipo de implante, bem como a sua fixação. Graças ao modelo 3D, é possível determinar as indicações e contra-indicações para a cirurgia, o acesso pouco traumático à área danificada, além disso, também permite evitar complicações pós-operatórias, tais como distúrbios de sensibilidade na área de inervação do nervo suborbital, contratura do maxilar inferior, exoftalmia, enoftalmia, diplopia, entre outros.

A aplicação do programa "Previsão e prevenção de complicações em pacientes com traumatismo combinado dos ossos do esqueleto facial" dá a oportunidade de realizar a reabilitação médica dependendo da gravidade do estado geral dos pacientes e da localização da fratura dos ossos do esqueleto facial para a escolha do tratamento complexo dos pacientes.

BIBLIOGRAFIA

1. Adilshayeva L. Órbita da beleza e da plasticidade// Narodnoe slovo. - Tashkent, 2014.

- N.º 13 (18 de janeiro). - C. 4.

2. Amosov V.I., Speranskaya A.A., Lukina O.V. Utilização da tomografia computorizada multiespiral (MSCT) em oftalmologia// Ophthalmologic vedomosti. - 2008. - №1(3). - C. 54-59.

3. Bakushev A. P. Tratamento cirúrgico de pacientes com lesões isoladas da parede inferior da órbita ocular// Dis cand. med. sciences: 14.01.14/ - Novokuznetsk. -

2016. - 122 c.

4. Bakushev A.P., Sivolapov K.A. Um método de eliminação dinâmica da enoftalmia pós-traumática / / Russian Dental Journal. - M., 2016. - № 2. - C. 78-82.

5. Balashova P.M., Gololobov V.T., Kozina E.V. et al. Enucleação pós-traumática do globo ocular na população adulta da região de Krasnoyarsk// Pacific Medical Journal. - 2016. - №61 (3). - C. 36-39.

6. Bakhteeva G.R. Statistical study of injuries of maxillofacial region// Bulletin of Medical Internet Conferences. - 2012. - T. 2, № 11. - C. 930.

7. Belchenko V.A., Rybalchenko G.N., Baraniuk I.S. Fundamentação clínica e anatómica do acesso cirúrgico transantral nas fracturas da parede inferior da órbita ocular. Parte II// Estomatologia. - 2014. - №3. - C. 23-27.

8. Bobylev N.G. Tecnologias únicas de osteossíntese para fracturas do osso facial desenvolvidas pelo Departamento de Estomatologia Cirúrgica e Cirurgia Maxilofacial // Far Eastern Medical Journal. - 2017.-N 2.-P.79-83.

1. Boymuradov Sh.A. Significance of computer tomographic study in patients with fractures of zygomatic bone and zygomatic arch// Russian Otorhinolaryngology. - 2009. - №4(41). - C. 38-43.

2. Boymuradov Sh.A. Melhoria do diagnóstico e tratamento de pacientes com traumas combinados de ossos do esqueleto facial// Dissertação de doutorado em ciências médicas: 14.00.21/ - Tashkent, 2014. - 200 c.

3. Brovkina A.F., Yatsenko O.Y. Computer tomographic anatomy of the orbit from the clinician's position// Vestnik Ophthalmologii. - 2008. - №1. - C. 11-14.

4. Butsan S.B., Khokhlachev S.B., Yigitaliev Sh.N. et al. Possibilidade de mogelização 3D na cirurgia reconstrutiva da órbita// Vestnik Ophthalmologii. - 2012. - №2. - C. 20-26.

5. Vasiliev Y.V., Lezhnev D.A. Diagnóstico por radiação das lesões da região maxilofacial: um guia para médicos// GEOTAR-Media. - 2010. - 80 c.

6. Gavrilova L.O., Mishinov S.V., Aronov A.M. Desenvolvimento de um

sistema de informação automatizado para a conceção e modelação de implantes individuais obtidos por métodos aditivos, pelo exemplo da substituição de defeitos do crânio // International Journal of Applied and Fundamental Research. - 2017. - №11. - C. 209-2013

7. Grishchenko S.V. Reabilitação complexa de pacientes com deformidades congénitas e adquiridas, defeitos das pálpebras e tecidos moles da região periorbital: autoref. dissDr . de ciências médicas. - M. 2012. - c. 43.

8. Grusha Ya. O., Karayan AS Fechamento completo do buraco macular traumático após a reconstrução do complexo nasolabial / / Anais de Cirurgia Plástica, Reconstrutiva e Estética. - M., 2013. - №2. - C. 15-19.

9. Grusha Ya. O., Kiseleva T.N., Danilov S.S., Markosyan A.G. Fluxo sanguíneo ocular antes e depois da plastia orbital transconjuntival / / Vestnik ophthalmologii. - M., 2014. - Vol. 130, No. 5. - C. 11-15.

10. Grusha Y.O. Investigação da estrutura espacial e das características biointegrativas dos materiais de implantes porosos orbitais// Vestnik Ophthalmologii. - M. - 2010. - Vol. 126, No. 5. - C. 9-13.

11. Grusha Y.O. Modern aspects of reconstructive surgery for orbital injuries// Vestnik Ophthalmologii. - 2014. - №6. - C. 50-55

12. Grusha Y.O., Fedorov A.A., Bakaeva T.V. Estudo experimental comparativo de materiais de implantação modernos utilizados na cirurgia orbital// Vestnik ophthalmologii. - 2012. - №2. - C. 27-33.

13. Davydov D.V. Frameless navigation in surgical treatment of posttraumatic deformities and defects of the orbital cavity// Practical Medicine. - 2012. - № 4 (59). - C.187-191.

14. Davydov D.V., Levchenko O.V., Mikhailyukov V.M. Reconstructive surgery of posttraumatic defects and deformities of the eye socket using intraoperative frameless navigation// Vestnik Ophthalmologii. - 2014. - №130 (2). - C. 20-26.

15. Davydov D.V., Lezhnev D.A., Kostenko D.I. MSCT-diagnóstico e planeamento do tratamento cirúrgico em traumas e deformações pós-traumáticas das paredes da órbita ocular// Doctor Roux. - 2016. - №1 (118). - C. 116-120.

16. Drobyshev A.Y., Kobzeva I.V., Dubina L.H. et al. Conceitos modernos de diagnóstico e tratamento reconstrutivo e restaurador de pacientes com defeitos pós-traumáticos e deformidades dos ossos do esqueleto facial// Vestnik of experimental and clinical surgery. - 2012. - №1. - C. 181-185.

17. Drozdova E.A., Bukharina E.S., Hakimova G.M., Sirotkina I.A. Diagnóstico da fratura isolada da parede inferior da órbita em trauma contuso// Vestnik OGU.2011; №14 (133): 99-103.

18. Dubrovin, M.S., Kopetsky, I.S., Polunin, V.S. Características médico-sociais

de pacientes com lesões da região maxilofacial// Vestnik Roszdravnadzor. - 2013. - №2. - C. 46-48.

19. Durnovo E.A., Khomutinnikova N.E., Mishina N.V., et al. Características da reconstrução da parede orbital no tratamento de lesões traumáticas do esqueleto facial // Almanaque Médico. - 2013. - №5 (28). - C. 159-161.

20. Dyusembekov E.K. et al. Cranioplastia: a utilização de implantes 3D para a plastia de defeitos cranianos // Bulletin of KazNMU. - 2016. - № 4. - C. 82-92.

21. Eolchiyan S.A. Plasty of complex cranial defects by titanium and polyetheretherketone (REEC) implants made by CAD/CAM technologies// Voprosy neurosurgery. - 2014. - №4. - C. 3-13.

22. Eolchiyan S.A., Potapov A.A. Reconstructive surgery of cranio-orbital injuries// Voprosy neurosurgery. - Moscovo, 2011. - №2. - C. 25-40.

23. Epifanov S.A., Balin V.N., Khrykov S.S., Rozberg E.P. Modelação computorizada na cirurgia reconstrutiva da zona média da face// Boletim Médico do Sul da Rússia. - 2014. - №2. - C.120-124.

24. Zharov V.V., Klevno V.A., Grigorieva E.N.. Determinações médico-legais da gravidade dos danos para a saúde em fracturas dos ossos zigomáticos// Perícia médica forense. - Moscovo, 2010. - №2. - C. 10-12.

25. Idris M.I. Clínica, diagnóstico e tratamento operatório dos traumatismos craniofaciais associados a lesões dos seios paranasais// autoref. dis cand. med. sciences:
14.01.14, 14.01.03/ - São Petersburgo, 2012. - 21c.

26. Dubrovin M.S., Kopetsky I.S., Polunin V.S. Características médico-sociais de pacientes com lesões da região maxilofacial// Boletim de Roszdravnadzor. - 2013. - №2. - C. 46-48.

27. Durnovo E.A., Khomutinnikova N.E., Mishina N.V., et al. Características da reconstrução da parede orbital no tratamento de lesões traumáticas do esqueleto facial // Almanaque Médico. - 2013. - №5 (28). - C. 159-161.

28. Dyusembekov E.K. et al. Cranioplastia: a utilização de implantes 3D para a plastia de defeitos cranianos // Bulletin of KazNMU. - 2016. - № 4. - C. 82-92.

29. Eolchiyan S.A. Plasty of the complex skull defects by the implants from titanium and polyetheretherketone (REEC) made by CAD/CAM technologies// Voprosy neurosurgery. - 2014. - №4. - C. 3-13.

30. Eolchiyan S.A., Potapov A.A. Reconstructive surgery of cranio-orbital injuries// Voprosy neurosurgery. - Moscovo, 2011. - №2. - C. 25-40.

31. Epifanov S.A., Balin V.N., Khrykov S.S., Rozberg E.P. Modelação computorizada na cirurgia reconstrutiva da zona média da face// Boletim Médico do Sul da Rússia. - 2014. - №2. - C.120-124.

32. Zharov V.V., Klevno V.A., Grigorieva E.N.. Determinações médicas

forenses da gravidade dos danos à saúde em fracturas dos ossos zigomáticos// Perícia médica forense. - Moscovo, 2010. - №2. - C. 10-12.

33. Idris M.I. Clínica, diagnóstico e tratamento operatório do trauma craniofacial combinado com a lesão dos seios paranasais// autoref. dis cand. med. sciences: 14.01.14, 14.01.03/ - São Petersburgo, 2012. - 21c.

34. Ilyasov D.M. Justificação de tácticas otorrinolaringológicas racionais em vítimas com traumatismo craniano combinado grave com lesão sinusal// Vestnik otorhinolaryngologii. - 2012. - №4. - C. 18-21.

35. Yigitaliev, S.N. Reabilitação funcional e estética de pacientes com defeitos e deformações da região zigalo-noso-frontal-ocular: Cand kand. med. nauk. -M., 2011. - 170 c.

36. Karayan A.S. Eliminação numa só fase de defeitos pós-traumáticos e deformações do complexo zigomático-nasolabial-ocular: Cand doctor of ciências médicas: 14.00.21/ - M., 2008. - 190 c.

37. Kasymov F.O., Kulikov V.S., Nikolaenko V.P. et al. Traumatismo mecânico do órgão da visão// Manual de formação. São Petersburgo, Editora da Instituição Educacional Orçamental Estatal de Ensino Profissional Superior da NWSMU com o nome de I.I. Mechnikov. - 2015. - 51 c.

38. Kataev M.G., Eolchiyan S.A., Tishkova A.P. Three-dimensional computer modeling in bone-plastic reconstruction of the orbit// Vopros. reconstructive and plastic surgery. - Tomsk, 2004. - No. 3-4 (edição especial). - C. 48-49.

39. Kobzeva I.V. Características do diagnóstico e planeamento do tratamento de pacientes com defeitos pós-traumáticos e deformações da zona média da face// autoref. dis Cand. med. sciences: 14.01.14 / Moscovo. - 2013. - 225 c.

40. Kobzeva I.V., Drobyshev A.Yu., Davydov D.V. et al. Aplicação do sistema de placas e pinos reabsorvíveis no tratamento de pacientes com traumatismo maxilofacial// Pacific Medical Journal. - 2013. - №1. - C. 67-69.

41. Kokorev V.Yu. Ryabtseva A.A., Stuchilov V.A., Larionov K.S. Estudos coorientométricos de perturbações oculomotoras em fracturas "explosivas" da órbita ocular (descrição de casos)// Almanaque de Medicina Clínica. - 2015. - №36 - C.7881.

42. Kopetsky I.S., Prityko A.G., Polunina N.V. Traumatism of maxillofacial region among the population// Russian Medical Journal. - Moscovo, 2009. - №6. - C. 3-6.

43. Kornilov D.N. Resultados da aplicação de um implante superelástico de titânio niquelado em lesões tendinosas em experiências, comprovação morfológica// Siberian Medical Journal (Irkutsk). - 2014. - № 3. - C. 21-25.

44. Korobova L.S., Poduskov E.V. A via palatina da anestesia palatina durante a plastia da parede inferior da órbita em cirurgia oftálmica em crianças / / Vestnik

Intensive Care. - M., 2015. - №2. - C. 57-60.

45. Krylov V.V. Tratamento cirúrgico das lesões cranio-orbitais no período agudo do traumatismo craniocerebral// Neurocirurgia e neurologia da idade pediátrica. - 2012. - №2-3. - C.119-130.

46. Lebedev M.V., Olennikova M.M., Bakhturina Yu.A. Frequência e estrutura dos danos no órgão visual em lesões combinadas em acidentes rodoviários// Boletim da Academia Médica Militar Russa. - 2015. - №2 (50). - C. 92-95.

47. Levchenko O. V. V., Mikhailyukov V. M., Davydov D. V. Frameless navigation in surgery of posttraumatic defects and deformities of the cranio-orbital region // Neurosurgery. - 2013. - № 3. - C. 9-14.

48. Levchenko O.V. Tratamento cirúrgico das lesões cranioorbitais no período agudo do traumatismo craniocerebral // Resumo do autor de Cand   doctor   of medical
ciências: 14.01.18/ - M., 2012. - 43 c.

49. Levchenko O.V. Surgical treatment of cranio-orbital injuries combined with craniocerebral trauma// Voprosy neurosurgery named after N.N. Burdenko. - 2011. -T. 75. - № 1. - C.12-19.

50. Levchenko O.V., Krylov V.V., Davydov D.V. et al. Tomografia computorizada de raios X para avaliar a eficácia da reconstrução cirúrgica de defeitos pós-traumáticos e deformações da órbita ocular// Neurosurgery. - 2014. - №1. - C. 29-33. 51. Lezhnev D. A. Davydov D. V. Kostenko D. I. Possibilidades de tecnologias tomográficas modernas no diagnóstico de trauma e deformidades pós-traumáticas da zona média da face // Vestn. de Radiologia e Radiologia. - 2013. - № 5. - C. 5-8.

52. Lezhnyov D.A., Davydov D.V., Kostenko D.I. MSCT - visualização de implantes e enxertos na plastia de defeitos e deformações das paredes orbitais// Biotechnosphere. - 2014. - №4 (34). - C.9-12

53. Lepilin, A.V. Análise clínica e estatística de lesões traumáticas da região maxilofacial e suas complicações com base nos materiais do departamento de cirurgia maxilofacial para 2008-2012 anos// Saratov Scientific and Medical Journal. - 2013. - T. 9. - № 3. - C. 425-428.

54. Lutsevich E.E., Alhumidi K. Modern aspects of diagnostics and treatment of orbital fractures// Vestnik Ophthalmologii. - 2013. №129 (6). - C. 89-95.

55. Lutsevich E.E., Podgornaya N.N., Tikhomirova T.V. et al. Possibilidades de tratamento fisioterapêutico em lesões traumáticas da órbita// Vestnik Ophthalmologii. - 2013. -№4. - C. 37-43.

56. Malanchuk V.A., Astapenko E.A., Chepurnoi Yu.V. Possibilidades de reconstrução da órbita e do aparelho apendicular do olho em pacientes com lesões da zona média da face // Odontologia moderna. - 2013. - №2. - C. 4648

57. Malinovskaya N.A., Trojanskaya R.L., Stepanov V.V., Monakhov B.V. Características da clínica e da abordagem cirúrgica em fracturas por explosão da órbita ocular// Kuban Scientific Medical Bulletin. - 2012. - №6 (135). - C. 94-98

82

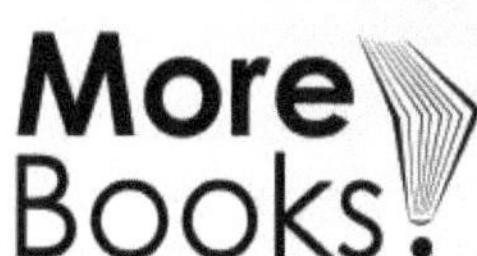

More
Books!

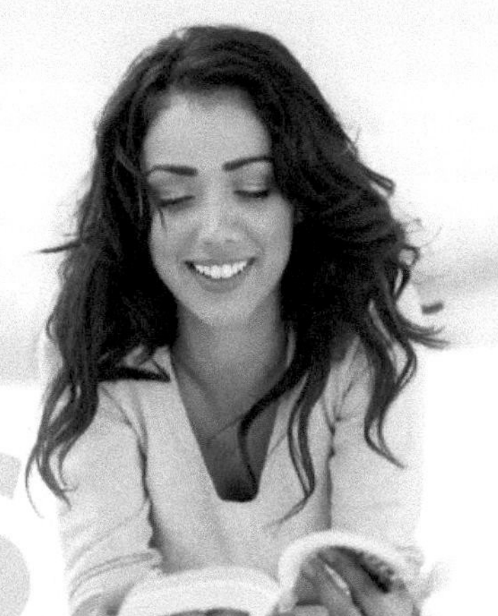

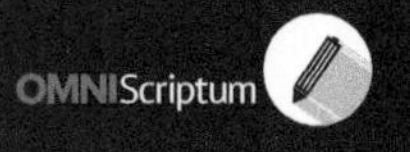

info@omniscriptum.com
www.omniscriptum.com
OMNIScriptum

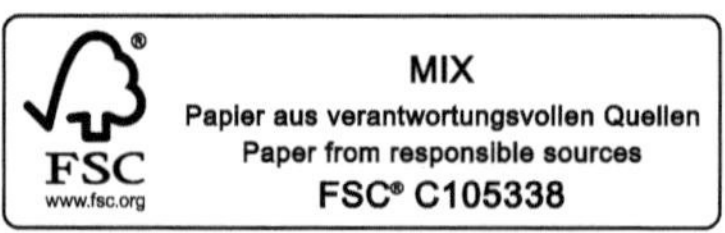

Printed by Books on Demand GmbH, Norderstedt / Germany